AF476172

ÉTUDE

SUR LES

ARTHROPHYTES INTRA-ARTICULAIRES DU GENOU

CONSIDÉRÉS SURTOUT AU POINT DE VUE DU TRAITEMENT

PAR

Antoine-Henri GIDON

DOCTEUR EN MÉDECINE DE LA FACULTÉ DE PARIS

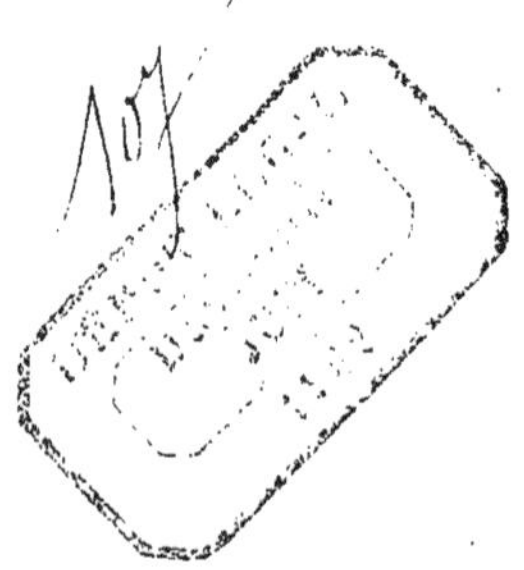

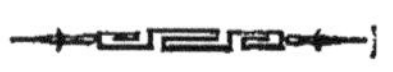

PARIS

ALPHONSE DERENNE

52, Boulevard Saint-Michel, 52

1882

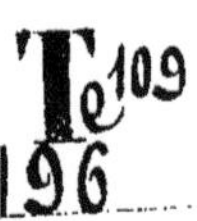

ÉTUDE

SUR LES

ARTHROPHYTES INTRA-ARTICULAIRES

DU GENOU

ÉTUDE

SUR LES

ARTHROPHYTES INTRA-ARTICULAIRES DU GENOU

CONSIDÉRÉS SURTOUT AU POINT DE VUE DU TRAITEMENT

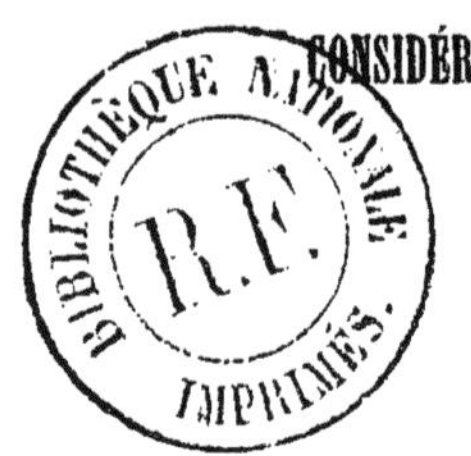

PAR

Antoine-Henri GIDON

DOCTEUR EN MÉDECINE DE LA FACULTÉ DE PARIS

PARIS

ALPHONSE DERENNE

52, Boulevard Saint-Michel, 52

1882

ÉTUDE

SUR LES ARTHROPHYTES INTRA-ARTICULAIRES

DU GENOU

considérés surtout au point de vue du traitement

INTRODUCTION

En donnant le nom d'arthrophyte intra-articulaire du genou à ce que Paré appelait pierre articulaire, Cooper, cartilage libre, Cruveilhier, corps étranger des articulations, Nélaton, corps mobile ou flottant, nous avons voulu ne parler que des produits de nouvelle formation qui se rencontrent fréquemment dans l'articulation fémoro-tibiale. Nous excluons par là de notre sujet les corps mobiles qui accompagnent la tumeur blanche, les projectiles et les autres substances étrangères venues du dehors par suite d'une violence extérieure (Follin et Duplay, 3e volume, p. 138).

La question des arthrophytes, qui a absorbé tant de travaux remarquables, peut conduire malgré tout, d'après l'observation de faits recueillis en assez grand nombre, à des conclusions sur lesquelles il faut attirer l'attention du chirurgien trop zélé pronateur d'un mode de pansement.

Le fond de notre étude sera de répondre aux questions suivantes comme étant le côté le plus intéressant au point de vue pratique :

1° Doit-on avant toute opération sanglante appliquer un traitement palliatif ? Ce qui nous conduira à parler de l'anneau à pointes de M. le professeur Richet ;

2° Certains arthrophytes intra-articulaires de cause diathésique doivent-ils être avant tout soumis à un traitement spécifique ?

3° Doit-on attribuer exclusivement à l'intervention du pansement de Lister l'innocuité aujourd'hui plus grande qu'autrefois de l'extraction des arthrophytes du genou par l'arthrotomie directe ?

Dans ce but, notre travail sera divisé en deux chapitres. Dans le premier, nous décrirons rapidement : l'anatomie pathologique, la pathogénie, l'étiologie, la symptomatologie, le diagnostic et le pronostic des arthrophytes intra-articulaires.

Dans le deuxième chapitre, nous passerons en revue leurs divers modes de traitement, employés depuis Paré jusqu'à nos jours, les résultats obtenus, et à l'appui, nous rappellerons les statistiques de Larrey et de Barwell.

Nous terminerons en donnant un certain nombre d'observations, dont nous regrettons l'état incomplet de quelques-unes, pour contribuer à compléter la statistique de l'auteur anglais.

Maîs, qu'il nous soit permis avant d'entrer en matière d'offrir à M. le professeur Richet le témoignage de notre profonde gratitude tant pour la bienveillance qu'il nous a montrée pendant ces deux dernières années que pour l'honneur qu'il nous fait en daignant accepter la présidence de notre thèse.

Nous sommes heureux d'offrir également à notre premier et vénéré maître, M. le professeur Fleury, directeur de l'école de Clermont, l'hommage sincère de notre plus vive reconnaissance.

CHAPITRE PREMIER

ANATOMIE PATHOLOGIQUE

Les arthrophytes intra-articulaires du genou peuvent occuper tous les points de la surface articulaire et se présenter sous des états très variables ; parmi eux, les uns sont absolument libres, sans pédicule, et peuvent voyager d'un point à un autre de l'articulation avec une extrême volubilité (observ. II) ; d'autres sont pédiculés ; et, suivant la longueur de ce pédicule, ils sont par suite plus ou moins mobiles, d'autres sont sessiles ; tandis qu'on en voit en petit nombre, il est vrai, d'enchâtonnés dans les culs-de-sac synoviaux. Les points d'implantation de ces pédicules sont généralement par ordre de fréquence : la synoviale, le périoste et, d'après Broca, le cartilage d'encroûtement.

Nombre. — Le plus souvent uniques, les arthrophytes intra-articulaires du genou peuvent être en très grand nombre (obs. III) ; d'autre part comme le dit M. Panas (article : articulation du dictionnaire de Jaccoud) : tandis que pendant la vie on ne découvre qu'un, deux ou trois arthrophytes, l'autopsie en met sous les yeux un nombre bien plus considérable. D'ailleurs pour montrer combien leur nombre est variable, il suffit de relater les faits suivants :

M. Berry, du Kentucky, a extrait 48 arthrophytes du genou d'un nègre (Pierrie. *Principes and pratice of surgery*, 3e éd. p. 343).

Malgaigne : 25 chez une vieille femme.

Heurteaux de Nantes : 35 (*Gaz. des hôpit.* 1881).

Santerson : 81 (*Schmids ahbrucher*, t. 183, 1876).

Ammandale : 3 (*The Lancet*, 1879, obs. VII).

Volume. — Leur volume est très variable ; nous en voyons en effet ayant le volume d'un grain de blé (obs. XVII. Thèse, Paris, Bernard, 1877), d'autres celui d'un abricot (obs. personnelle). S. Cooper cite l'exemple d'un soldat qui en portait un gros comme la rotule ; toutefois le volume moyen est celui d'un haricot.

Structure. — La structure des arthrophytes du genou, comme celle des arthrophytes des autres articulations est en général représentée en partie par du tissu cartilagineux, en partie par du tissu osseux ; le cartilage et l'os ne sont pas toujours dans des proportions égales ; il peut y avoir prédominance de l'un sur l'autre, quelquefois même ils peuvent exister séparément, et l'arthrophyte est osseux ou cartilagineux ; c'est ainsi que les deux arthrophytes de l'observation XVIII sont composés de cartilage dur sans trace de tissu osseux.

L'arthrophyte de notre observation personnelle paraît extérieurement être entièrement cartilagineux ; à la coupe, on voit au centre un noyeau osseux recouvert d'une couche cartilagineuse inégalement répartie à sa surface ; cette couche cartilagineuse en effet est plus épaisse sur la face externe que sur la face interne où elle est représentée par une mince pellicule.

Dans les préparations microscopiques, faites par M. le Dr Rémy, on constate à la périphérie des capsules cartilagineuses et au centre le tissu osseux avec sa structure spéciale ; on voit même au milieu de la préparation un vaisseau entouré de couches concentriques d'ostéoblastes.

Mais écoutons Wirchow sur ce point (*Pathol. des tumeurs*, p. 452). « Les formes les plus singulières sont, dit-il, celles où l'os et le cartilage sont mélangés sans disposition régulière. Elles ont d'ordinaire déjà extérieurement un aspect inégal, mamelonné ou verruqueux ; certaines d'entre elles ont l'apparence de framboises ou de mûres par la conglomération d'une quantité de petits globules arrondis. Quelques-uns de ces lobules sont mous, transparents, blanchâtres, par conséquent cartilagineux ; d'autres au contraire durs, opaques, blancs, par conséquent crétifiés. Je dis crétifiés, car c'est précisément sur ces corps que je n'ai trouvé guère, malgré leur extrême dureté et densité, qu'une simple crétification. Chaque lobule, en particulier, résulte d'une prolifération cartilagineuse très délicate, dans laquelle, au microscope, on voit encore les groupes de cellules résultant de la prolifération des différentes cellules cartilagineuses entourées immédiatemcnt d'une substance cellulaire hyaline. »

Et plus loin : « Dans ces lobules, continue Virchow, le cartilage est hyalin. Seulement cela n'est le cas surtout que pour les points où la prolifération est la plus active. Du reste, on trouve très souvent du fibro-cartilage dans les corps articulaires, Pour ce qui est de la substance osseuse, abstraction faite des parties crétifiées qui acquièrent la densité du marbre, elle est plus souvent spongieuse que compacte.

« Dans les productions volumineuses on trouve ordinairement à la périphérie une enveloppe compacte sur laquelle s'étend une couche de cartilage, qui présente tous les caractères du cartilage articulaire et notamment à la surface une disposition plus serrée de cellules aplaties parallèles ; tandis que dans la profondeur il y a de plus grands corpuscules ronds et souvent en prolifération. Puis vient immédiatement une zône de crétification qui se transforme vers l'intérieur quelquefois en véritable os spongieux ; plus souvent cependant elle ne forme qu'une masse pétrifiée, continue, une sorte de cartilage osseux. Dans ce dernier cas il n'est pas rare que sous cette couche se trouve de nouveau du cartilage ou ensuite de nouveau des ilôts ou des languettes de couches crétifiées. Dans les points où se forme réellement de l'os spongieux, on trouve les trabécules du tissu osseux épaissies et leurs mailles remplies de tissu graisseux médullaire. Ce sont précisément ces formes qui démontrent, de la manière la plus frappante qu'il a existé antérieurement une connexion des corps articulaires avec d'autres parties de l'articulation ; car une semblable production de tissu médullaire suppose toujours une vascularisation considérable. »

Forme. — Si le volume varie avec les arthrophytes, les formes observées ne sont pas moins variables ; généralement biconvexes, les arthrophytes du genou présentent deux diamètres et deux bords, dont l'un est convexe et l'autre concave. Gillette, dans la *Gazette médicale* 1878, cite un cas d'arthrophyte ayant la forme d'une petite rotule. Leur surface se trouve tantôt lisse et polie, tantôt bosselée et rugueuse.

Consistance et couleur. — De couleur généralement blanc-jaunâtre ou blanc-bleuâtre , les arthrophytes ont une consistance des plus instables ; tantôt durs, résistants comme du tissu osseux, tantôt élastiques et luisants comme du tissu cartilagineux, exposés à l'air, certains d'entre eux se ratatinent et s'exfolient (Obs. pers.).

PATHOGÉNIE

Diverses théories ont été émises par les auteurs :

1° A. Paré identifie la formation des arthrophytes à celles des calculs vésicaux ; plus tard Larrey ne s'exprime pas autrement : « La formation de ces concrétions, dit-il, est due à des molécules de substance cartilagineuse déjà cristallisée sur la surface des condyles, lesquels se détachent et se conglomèrent dans les vides de l'articulation pour former un noyau cartilagineux sur lequel de nouvelles molécules de phosphate calcaire viennent se placer et grossir le corps étranger à l'instar des calculs urinaires ». (Larrey *nouveau bull. de la Société philomatique* t. II, p. 182, 1810).

2° *Théorie de Hunter et de Velpeau.* — D'après cette théorie, un épanchement sanguin vient à se faire dans l'articulation fémoro-tibiale, le caillot s'organise et se transforme en cartilage ou fibro-cartilage pour s'incruster plus tard de substance osseuse. Cette théorie n'a plus lieu aujourd'hui.

3° *Théorie de Kolliker Rainey* (*Pathol. transaction* t. II, p. 110), *Rokitansky.* — Les franges vasculaires synoviales de la face interne de la séreuse sont à l'état normal pourvues de cellules de cartilage (Kolliker). Ces cellules cartilagineuses et le tissu cellulaire voisin, à la suite d'un travail inflammatoire, peuvent se développer et étouffer les vaisseaux pour persister seules et agir ensuite comme corps étrangers.

4° *Théorie de Laënnec et de M. le professeur Richet.* — A la suite d'une inflammation lente et subaiguë, il se forme dans le tissu cellulaire extérieur à la synoviale ou sur le périoste des extrémités osseuses des épanchements plastiques limités en général à une partie de l'articulation, comme on le remarque surtout chez les chevaux.

Chez ces animaux, en effet (disait M. le professeur Richet à sa leçon orale de *clinique chirurgicale* du 26 février 1881), ces épanchements plastiques sont fréquents et en même temps très-étendus ; ils forment autour de la rotule, une sorte d'anneau fibreux plus ou moins épais, ce qui a fait donner à ces articulations le nom d'articulations cerclées. La plupart du temps, chez les chevaux, ces noyaux plastiques restent en dehors de la synoviale ; mais quelquefois ils refoulent cette séreuse et font saillie à l'intérieur de l'article. La tendance qu'ils ont à se rapprocher de la synoviale est surtout marquée lorsqu'ils sont isolés. C'est le cas le plus fréquent chez l'homme ; dans ces cas ils repoussent la synoviale, s'en coiffent et pénètrent de plus en plus avant dans l'articulation.

Mais pourquoi cette tendance à se diriger vers les surfaces articulaires ? Toujours d'après pure hypothèse, quand une articulation est soumise à un jeu continuel (dit M. le professeur Richet), il se fait une sorte de vide entre les surfaces osseuses et par suite il y a attraction ; d'où allongement de la synoviale au niveau de l'arthrophyte et rupture plus ou moins retardée du pédicule pour laisser le corps dans un état de liberté absolue.

ÉTIOLOGIE

Les causes des arthrophytes intra-articulaires du genou peuvent être divisées en : causes générales prédisposantes et causes occasionnelles.

1° *Causes générales prédisposantes.* — On ne paraît pas leur accorder une grande importance ; cependant d'après les cas observés et recueillis dans les divers ouvrages, l'âge adulte semble être plus fréquemment atteint que la jeunesse et l'extrême vieillesse ; les professions qui demandent des exercices pénibles, des mouvements amples et répétés de l'articulation, doivent être considérées comme causes prédisposantes. Breschet (Dict. en 60 vol., corps étr. art.) fait jouer à la goutte et au rhumatisme une certaine influence.

Certaines diathèses, telles que la scrofule et la syphilis, doivent aussi entrer en ligne de compte parmi les causes prédisposantes. « La diathèse syphilitique dont l'action se fait sentir sur tous les tissus de l'économie, dit Richet, peut exercer son influence directe tantôt sur la synoviale, tantôt sur les extrémités osseuses. »

« En effet (Toussaint, thèse de Paris 81, page 29) dans le courant de la syphilis constitutionnelle, il se développe des tumeurs de nature hyperplastique en dedans et en dehors des articulations, à l'intérieur dans les franges synoviales par la prolifération de leurs cellules cartilagineuses suspendues aux replis synoviaux. »

Causes occasionnelles. — S'attaquant à toutes les classes, tout en respectant davantage la femme, les arthrophytes du genou peuvent manifester leur présence à la suite d'un choc, d'un mouvement exagéré, ou lentement, d'une façon insidieuse et inconsciente pour le malade ; le traumatisme précède souvent leur apparition : Obs. IV, VI, XII, XX, XXI et XXII.

Dans l'ouvrage de Monro on trouve un exemple rapporté par Péchlin (1691) et dont l'observation ne laisse aucun doute sur ce point, comme le fait remarquer Velpeau (*Clinique chirurgicale, article corps étrangers*) : « Il s'agit d'un homme qui à la suite d'une chute sur le genou vit se développer dans cette articulation une espèce de tubercule dur, mobile, qui s'interposant par intervalle entre les surfaces articulaires, causait une si volente douleur, que ce malheureux jeune homme était obligé de suspendre immédiatement toute espèce de mouvement. »

L'arthrite rhumatismale peut aussi être la cause de productions morbides dans l'articulation du genou (obs. X, XVIII. Une observation non moins probante est celle de Squire rapportée par M. Mignot (*Thèse de Paris* 1872, p. 23) :

Un homme âgé de quarante ans, à la suite d'un violent exercice de patin, fut frappé de rhumatisme au genou gauche. Des douleurs se manifestèrent dans la jointure ; elles furent persistantes. Quatre ans après les premières manifestations de l'arthrite rhumatismale, Squire opéra le malade par incision valvulaire. La guérison se termina par une ankylose de l'articulation fémoro-tibiale gauche.

La reconnaissance du malade, on le sait, envers le chirurgien qui lui avait prodigué ses soins, se solda par un procès.

SYMPTOMES

La maladie débute de diverses façons ; un très grand nombre d'arthrophytes passent inaperçus ; leur mode de début peut être lent et insidieux ; le malade se plaint tantôt de faiblesse, tantôt de roideur, avec douleurs sourdes devenant aiguës par intervalle (obs. personnelle) ; quelquefois l'attention du sujet n'est fixée que par l'hydarthrose ou par des craquements qui sont dus, d'après M. Panas, non au frottement des arthrophytes contre les surfaces articulaires, comme on le croyait jadis, mais bien à l'arthrite sèche concomitante.

A côté des craquements, on peut ranger un symptôme rare que Champigny a désigné sous le nom de cliquetis. Cette sorte de crépitation a été observée par Desault (*Journal Desault* t. II, p. 336). Voici les propres expressions de ce chirurgien :

« Situé au côté externe de la rotule, le corps étranger « n'incommodait le malade qne par un frottement peu « douloureux, et par un bruit peu désagréable, semblable « à celui que l'on obtient en froissant du parchemin ; mais « la douleur devenait vive et la progression impossible « lorsqu'il se trouvait derrière le tendon des extenseurs « de la jambe et surtout derrière la rotule ou en dedans « du condyle interne du fémur. »

Mais tel n'est pas toujours le mode de début ; le plus

souvent le malade sent pendant la marche ou pendant un mouvement de l'articulation une douleur subite, très-aiguë, foudroyante, et tellement vive que l'on peut observer la syncope ; le mouvement qui l'a déterminée est suspendu, le membre reste immobile ; enfin la douleur peut n'être qu'instantanée, et alors le mouvement reparaît. Cette douleur, parfois périodique, revient aussi parfois à des époques variables. Quoi qu'il en soit, douleur et impuissance du membre reconnaissent, d'après le plus grand nombre des auteurs, une cause unique : l'interposition d'un seul ou de plusieurs arthrophytes entre les surfaces articulaires ; les faits observés par Champigny (*Thèse Paris* an XI, pages 13 et 15) Coley et Malgaigne ne laissent aucun doute sur ce point. Toutefois cette explication de la douleur n'est pas admise par Follin dans les cas où elle se produit pendant le repos absolu de l'articulation, ou que le corps étranger est trop gros pour pouvoir s'interposer entre les surfaces articulaires ; pour M. le professeur Richet, elle serait due au pincement de la synoviale ; et pour Cruveilhier, à la contusion que l'arthrophyte produit sur la synoviale enflammée dans ses déplacements.

Tous les signes que nous venons d'énumérer, ne peuvent donner que des présomptions sur la présence de l'arthrophyte dans l'articulation ; les signes que l'on peut appeler de certitude sont fournis par la palpation faite avec un très grand soin ; la sensation obtenue varie avec le siège, le volume, la conformation, et surtout avec l'adhérence ou la non-adhérence de l'arthrophyte aux parties voisines ; sans pédicule ou avec un pédicule de plusieurs centimètres, il est très mobile ; dans ce cas, il fuit à l'approche du doigt pour aller chercher un lieu sûr en d'autres points; puis il se montre, en vrai capricieux, au moment où on y pense le moins, et après un laps de temps des plus variables; quelquefois le malade, mieux que personne, sait le retrouver et le maintenir dans des points où la gêne est peu considérable.

Donc, la présence de l'arthrophyte constatée, on a un signe objectif, les deux autres qui ne sont pas constants et qui sont subjectifs sont : la douleur et l'arrêt mécanique de l'articulation fémoro-tibiale dans l'accomplissement de ses fonctions.

DIAGNOSTIC

Si le malade ou le chirurgien peut palper l'arthrophyte, le diagnostic est facile à porter; mais il n'en est pas toujours ainsi : on a devant soi un malade qui se plaint uniquement de douleurs vagues, sourdes dans le genou; on constate même qu'il y a une hydarthrose, mais on n'a pas le symptôme objectif, c'est-à-dire la présence assurée de l'arthrophyte, ni le symptôme douleur. Dans cette circonstance, le diagnostic sera indécis et on aura quelque raison de croire à une arthrite. Si, au contraire, on peut, à la suite de mouvements répétés et de recherches minutieuses autour de la rotule, parvenir à toucher du doigt l'arthrophyte, on peut se prononcer sans hésitation. La présence du nouvel hôte reconnue, il faut ensuite rechercher s'il est unique ou en compagnie d'autres analogues; sur ce point, le diagnostic sera facile, si, par la palpation, on constate le volume de l'un d'entre eux d'abord, puis celui de l'autre ; mais il peut se faire que le volume de deux ou de plusieurs arthrophytes soit égal ; en pareil cas il faut, pour établir un diagnostic positif sur le nombre, les mettre dans la mesure du possible, en évidence, et parvenir à constater simultanément leur présence en des points variés de l'articulation.

PRONOSTIC

Le pronostic des arthrophytes intra-articulaires du genou, accompagnés de phénomènes douloureux et irritants, est très grave ; cette gravité provient de la nécessité absolue où se trouve le malade de garder un repos que ne peut comporter parfois son état professionnel, et surtout des complications qui peuvent survenir.

Qu'il nous suffise de citer ici le fait rapporter par Dartiguenave (Thèse de Paris, 1875, p. 20. Corps mob. art.).

« M. C.. a joui d'une parfaite santé jusqu'à l'âge de « 19 ans, époque où il a remarqué pour la première fois « la présence d'un corps mobile articulaire dans le genou « gauche. Ce corps déterminait parfois des douleurs peu « vives quoique gênant la marche. Il partit à l'âge de « vingt ans pour rejoindre son régiment, et ne voulut « jamais se plaindre de cet accident qu'il considérait « comme tout à fait passager. Après un an de séjour à « Lyon, durant lequel il dut se livrer aux dures fatigues « de l'état militaire, son genou se tuméfia, devint rouge, « douloureux au moindre mouvement. La fièvre s'alluma,

« l'état général s'altéra de plus en plus. Quand nous avons « vu le frère de notre ami, il était atteint d'une tumeur « blanche du genou gauche. La maladie a évolué avec « une rapidité tellement grande et a si profondément « altéré l'économie que l'amputation de la cuisse, qui « aurait pu sauver le malade, a été considérée comme « contre-indiquée par M. Gallerand, médecin en chef de la « marine. »

CHAPITRE II

TRAITEMENT

La présence d'arthrophytes intra-articulaires du genou n'est pour quelques malades d'aucun inconvénient ; il peut n'en résulter aucune douleur, aucune faiblesse, aucun épanchement ; il est en effet fréquent de rencontrer aux autopsies des arthrophytes qui n'avaient fourni aucun signe de leur présence pendant la vie du sujet ; le mode de traitement en pareille occurence est l'expectation en se réservant le droit d'intervenir lorsque le malade en manifestera le désir.

Les arthrophytes douloureux, dont le nombre est considérable et l'abord difficile, doivent-ils être opérés ? Contentons-nous de dire que le patient en pareil cas court les plus grands dangers d'arthrite suppurée par suite des larges incisions que l'on est obligé de faire, ces incisions seraient-elles faites même sous les auspices du pansement antiseptique.

Toutefois nous citerons des observations où un très-grand nombre de corps étrangers ont été extraits sans accidents ; la conduite du chirurgien devra donc varier suivant son habileté chirurgicale et suivant le désir plus ou moins vif du malade à être opéré malgré la perspective du danger que fait encourir toute opération sérieuse.

L'intervention devenant nécessaire et jugée indispensable

quels sont les modes de traitement? Auxquels de préférence doit-on avoir recours?

Hâtons-nous d'abord de dire que l'on ne peut pas en général attendre de bons résultats en employant des fondants et des résolutifs sous n'importe quelle forme. Des faits négatifs sont toujours là pour corroborer cette idée de Bell : « le praticien ne découvrira jamais aucune substance capable d'amener la dissolution des arthrophytes.

Cependant la diathèse syphilitique peut engendrer, à la suite d'un travail morbide, des produits qu'un traitement médical approprié seul fera disparaître sans les inconvénients qui résultent d'une opération sanglante ; il est donc bon de s'informer soigneusement des antécédents du malade ; car il sera toujours temps d'intervenir par un traitement chirurgical.

Il est en effet des cas où des néoplasmes intra-articulaires du genou ont disparu, grâce à l'iodure de potassium : témoin l'observation recueillie dans le service de M. Poncet, chirurgien de l'Hôtel-Dieu de Lyon et rapportée par M. Toussaint (thèse de Paris 81, p. 44).

Observation (résumée).

Corps étranger du genou gauche. Syphilis. Traitement et disparition par l'iodure de potassium.

B..., né à Autun, âgé de 32 ans, journalier, avait toujours joui d'une bonne santé lorsqu'il fut atteint de gonflement et de douleurs dans les deux genoux. Travail suspendu et repris à plusieurs époques ; changement de métier pour celui de corroyeur ; et mêmes accidents observés. Il y a 9 ans un médecin constate deux corps mobiles, l'un du côté interne, l'autre du côté externe de l'articulation.

Douleurs très vives et suspension de la marche lorsque l'un d'eux vient se placer derrière la rotule.

Les eaux d'Aix n'apportent aucun soulagement ; le malade se décide enfin à l'opération qui lui est proposée et pour cela il entre le 22 juin 1880 à l'Hôtel-Dieu de Lyon salle Saint-Philippe, n° 7.

A son arrivée : genou gauche gonflé, culs-de-sac synoviaux distendus par du liquide, pas de douleur, flexion limitée.

Sur la face interne et antéro-externe du genou gauche, on trouve deux petites masses dures, mobiles, grosses comme une petite noix ; celle du côté externe est plus mobile.

En outre à la face interne, un peu au-dessus des condyles du même genou, cicatrice d'un rouge cuivré avec marbrures blanchâtres de 3 à 4 centimètres dans tous les sens.

Cicatrice analogue sur la face antérieure de la jambe.

Enfin légère hyperostose de l'extrémité supérieure du tibia gauche.

Avant toute manœuvre opératoire on tient à obtenir la cicatrisation des ulcérations et à cette fin le malade prend 1 gr. 50 cent. par jour d'iodure de potassium.

Au bout de quelque temps diminution des tumeurs.

Doses plus élevées d'iodure : 4 gr. par jour et après 48 jours de traitement on remarque leur disparition complète.

Sortie du malade le 13 août 1880 ; volume du genou normal ; toutefois à la partie interne de l'articulation épaississement de la synoviale.

On peut agir directement sur les arthrophytes intra-articulaires du genou de deux manières :

1° Fixer l'arthrophyte dans l'intérieur de l'articulation.

2° Extraire l'arthrophyte.

1° Fixation des arthrophytes dans l'intérieur de l'articulation.

Les moyens sont nombreux, et malgré leur infidélité parfois observée, ils doivent être essayés ; mais avant tout, il est bon de fixer le membre dans un appareil inamovible afin d'agir plus sûrement d'abord, puis afin de faire tolérer les manœuvres ultérieures, comme aussi afin d'avoir moins à redouter l'arthrite consécutive. Ceci fait on passe à la fixation de l'arthrophyte ; on y arrive, avons-nous dit, par plusieurs procédés. Le but général en tout cas que l'on cherche à obtenir est de produire sur la synoviale une inflammation telle que les houppes vasculaires qui en résultent puissent englober l'arthrophyte comme dans un filet; mais, vu la nature de son tissu, l'arthrophyte ne contracte généralement qu'une faible adhérence avec la synoviale.

En 1757 Middelton employa la compression. Au moyen de quels appareils est-elle effectuée? Elle peut être faite au moyen d'une bande roulée, d'une genouillère lacée ou en caoutchouc. Mais pour que la compression soit efficace il faut, si l'articulation fémoro-tibiale contient du liquide, que l'hydarthrose ne soit pas trop considérable ; car les surfaces osseuses, ainsi séparées par l'épanchement, permettent à l'arthrophyte de voyager librement dans le liquide ; dans ce cas, la compression devient tout au moins inutile. Malgré tout, c'est un palliatif qui n'est pas infaillible, il est vrai, mais auquel il faut avoir recours ; car par elle on peut voir disparaître certains symptômes qui rendent la vie du malade moins amère ; c'est ainsi que la douleur par l'intermédiaire de la compression avait disparu chez le sujet dont parle G. Bernard (*Thèse de Paris* 1877 p. 31.

« Un soldat de la garde républicaine, dit l'auteur, possède dans le genou gauche un corps du volume d'une petite noix que l'on fait passer d'un côté de la jointure à l'autre avec la plus grande facilité ; ce malade qui se trouve au Val-de-Grâce, est soulagé par l'emploi d'une plaque métallique appliquée au-dessus de la rotule au niveau du cul-de-sac supérieur de la synoviale.

Le corps est maintenu à la partie interne de la rotule, et le malade n'éprouve plus les douleurs vives qui l'ont forcé à entrer à l'hôpital. »

L'acupuncture a été préconisée par Blandin ; elle consiste à embrocher l'arthrophyte, au moyen d'une épingle qui traverse de part en part les téguments et à la laisser en place, maintenue par une suture entortillée, jusqu'à ce que l'adhérence soit obtenue.

Jobert de Lamballe et Syme se sont aussi servis d'aiguille qu'ils implantaient à travers les téguments au niveau même du siège de l'arthrophyte.

En 1840, un an avant la vulgarisation du procédé Goyrand, et toujours comme dans les cas précédents, pour augmenter la plasticité des tissus vasculaires avec lesquels l'arthrophyte se trouve en contact, Dufresse-Chassaigne conseille la scarification de la synoviale. Il raconte son procédé opératoire de la manière suivante (*Gazette des hôpitaux*, 1840).

« La jambe et la cuisse étant dans une extension modé-

« rée, j'amenai le corps étranger à la partie inférieure et « externe de la rotule ; je le saisis avec le pouce et l'index « de la main gauche et je plongeai avec l'autre main une « aiguille à cataracte sous la peau. Je déchirai la capsule « tout autour du corps étranger ; je retirai l'instrument et « je maintins les parties dans les rapports où je les avais « mises avec une bandelette de diachylon que je serrai au- « tour du corps étranger recouvert par la peau. J'appli- « quai un bandage roulé ; au bout de 15 jours le corps « étranger était adhérent et la guérison fut définitive. »

Quelques chirurgiens, Velpeau entre autres, ont pratiqué la fragmentation des corps étrangers du genou au moyen d'un ténotome, afin que la résorption se fît plus facilement et plus vite ; mais, outre que cette résorption est mise en doute par certains chirurgiens, cette fragmentation n'est pas facile, vu la facilité avec laquelle se dérobent le *gelenkmause* des Allemands.

Au point de vue de la résorption possible des arthrophytes par la compression, le doute de certains chirurgiens peut être ébranlé par les faits suivants :

Observation I

Hey (Pract. observ. p. 349).

« Un jeune gentleman se blesse grièvement le coude en tombant dans la rue ; je fus appelé, dit Hey, cinq à six semaines après. Je ne vis pas le chirurgien qui lui avait donné des soins ; mais j'appris que les corps mobiles qu'on avait découverts à la base de la tumeur pro duite par la contusion avaient fait croire à une fracture de l'extrémité de l'olécrâne. Je sentis facilement dans la jointure deux corps mobiles durs et arrondis. Après la disparition complète du gonflement je sentis aussi distinctement l'extrémité de l'olécrâne et je restai persuadé que les corps que j'avais trouvés dans la jointure n'étaient pas des fragments de cette apophyse.

« Les mouvements du bras étaient libres et ces corps n'occasionnaient pas une grande gêne.

« Ces corps diminuèrent graduellement et finirent par se dissoudre entièrement ainsi que je dus le penser en ne les retrouvant dans aucun autre point de la jointure. Je ne pus apprécier le temps que cette dissolution mit à se faire; car je n'ai examiné la jointure que très rarement et plusieurs années se sont écoulées entre mon premier et dernier examen. »

Observation II

Gosselin (*compendium de chirurgie*, t. II, p. 482).

« En 1846, une jeune femme entre à l'Hôpital des cliniques, elle était atteinte d'hydarthrose du genou gauche, et portait au côté externe de ce même genou deux corps étrangers dont l'un avait le volume d'une noix ; après la compression méthodiquement faite pendant deux mois, l'épanchement et les corps mobiles avaient complètement disparu.

« La malade a été revue plus d'un an après et la guérison s'était maintenue. »

Ces deux observations, celle de Hey et celle de Gosselin, où plusieurs arthrophytes ont ainsi disparu entièrement, montrent que la résorption n'est pas impossible.

Depuis, Gooch en cite des cas semblables ; ce chirurgien anglais, en effet, conseilla à un malade une genouillère bien matelassée qu'il jugeait propre à maintenir le corps mobile derrière le tendon du triceps, et à le faire adhérer en ce point à la synoviale.

Morel Lavallée, dans sa *Thèse d'agrégation*, page 52, rapporte le fait de deux malades chez lesquels Boyer a eu recours à la compression : « L'un, après avoir porté la genouillère pendant plus d'un an, a pu s'en passer et n'a plus éprouvé les douleurs vives auxquelles il était sujet et qui le forçaient souvent à s'arrêter et à garder le repos pendant plusieurs jours. »

La compression faite avec des appareils appropriés, analogues à la genouillère de Gooch, maintiendra donc l'articulation et pourra, dans certains cas, amener la résorption de certains arthrophytes dont la structure le permet en les maintenant dans une position fixe.

D'autre part l'arthrophyte ne procurant des douleurs très vives qu'au moment de ses déplacements, la compression les abolira.

Enfin, reste un mode de traitement palliatif pour la fixation et la résorption consécutive des arthrophytes du genou : nous voulons parler de l'anneau à pointes de M. le professeur Richet.

Ce petit appareil se compose d'un anneau métallique de trois à quatre centimètres de diamètre. Ce cercle annulaire porte sur une de ses faces des pointes, variables en nombre et en longueur, destinées à être enfoncées profondément au niveau du siège de l'arthrophyte afin d'emprisonner ce dernier comme dans un « grillage. »

Suivant les extrémités de l'un des diamètres de cet anneau, on trouve deux boucles destinées à donner attache aux deux lacs qui le fixeront, après l'implantation des pointes, tout autour du genou.

Cet anneau, pour agir sûrement et amener des adhérences entre l'arthrophyte et la synoviale sans réveiller aucune complication du côté de l'articulation, ne doit généralement être appliqué qu'après immobilisation complète des surfaces articulaires.

M. le professeur Richet a traité quatre malades par l'emploi de cet anneau (*Clinique orale de chirurgie, du 26 février* 1881).

Le premier cas a été observé dans son service de clinique à la Pitié ; le malade est parfaitement guéri et cela après cinq semaines de repos absolu ; l'anneau était resté appliqué quatre jours.

Le deuxième cas s'est présenté parmi les clients de M. Richet, et si le résultat a été satisfaisant, il n'a pas été exempt de dangers.

L'anneau à griffes est d'abord placé, puis laissé le temps voulu pour amener une inflammation adhésive convenable, déjà le corps mobile commençait à s'immobiliser lorsque, pressé par les instigations de la mère du malade qui voulait une guérison prompte, M. Richet enlève l'anneau et procède à la taille articulaire.

Il y eut, malgré toutes les précautions, une synovite intense accompagnée de suppuration ; cette dernière s'étendit aux parties molles de la cuisse, et l'habile chirurgien fut obligé de poursuivre les progrès du mal par dix à douze incisions. La guérison s'obtint malgré tout avec un peu de roideur articulaire ayant de la tendance à disparaître (*Leçon orale de clinique chirurgicale* du 26 février 1881).

Il était intéressant de savoir ce que deviennent ces corps mobiles. « Aussi, dit M. le professeur Richet (Leçon recueillie par M. le Dr Bazy, *France médicale,* p. 51) ai-je suivi les malades avec beaucoup d'intérêt, et j'ai pu acquérir la certitude que le corps étranger finissait par être résorbé. Ainsi l'anneau à griffes arrivait à ce résultat qu'il immobilisait d'une façon complète et définitive le corps étranger, et que, grâce à l'inflammation adhésive il en favorisait la résorption. »

Le troisième cas s'est aussi présenté parmi les clients de M. le professeur Richet dont la bienveillante obligeance nous a fourni les détails de l'observation inédite suivante :

M. le comte de H... consulte M. le professeur Richet pour une douleur du genou droit qui a déterminé souvent des chutes instantanées. L'articulation est le siège d'un épanchement notable; en explorant la région, M. Richet découvre un corps mobile qui se cache sous la rotule, et fait part de sa découverte à M. de H... qui lui répond aussitôt avoir reconnu à plusieurs reprises la présence de ce corps qui se déplace et disparaît facilement, mais qu'il n'y a attaché aucune importance.

Sur les observations du professeur qui lui fait connaître que le corps mobile est la cause probable de tous ces désordres, le malade accepte avec empressement la proposition de l'immobiliser dans un coin de la jointure.

A cet effet la jambe droite est placée dans une gouttière à fracture de jambe ; puis le corps mobile est refoulé sur la face externe du condyle externe du fémur; et l'anneau à pointes du chirurgien est appliqué de manière à emprisonner solidement l'arthrophyte.

Une douleur insignifiante est le résultat de cette opération.

L'anneau métallique est ensuite fixé avec un large morceau de diachylon que l'on recouvre d'une couche de collodion au-dessus duquel on applique plusieurs doubles d'agaric, le tout étant maintenu par une bande élastique. Le membre est enfin définitivement assujetti dans la gouttière.

Suites. — Aucun accident ne survient pendant les cinq premiers jours qui suivent l'application de l'anneau ; toutefois le malade se plaint de douleurs vagues, peu intenses le long de la cuisse et de la jambe ; mais on n'observe ni fièvre ni perte d'appétit.

Le soir du sixième jour le malade fait prévenir M. le professeur Richet que son genou est gonflé et que les douleurs y sont plus vives.

On visite le genou et l'on constate que le corps mobile est parfaitement maintenu dans une position fixe ; tout autour il existe un œdème jaunâtre et douloureux ; la rotule est modérément soulevée par l'épanchement.

Le malade rassuré prend pour la nuit une potion calmante ; malgré le calme du lendemain, le gonflement œdémateux fait de grands progrès les jours suivants ; la température s'élève au dessus de 38°.

Par mesure de prudence on enlève l'anneau le douzième jour. A ce moment le corps mobile, fixé, se perd au milieu des tissus enflammés. N'insistant donc pas pour s'assurer de son immobilité, M. Richet pratique un pansement avec le collodion tout en maintenant le membre dans l'immobilité. Trois jours après les douleurs et la fièvre se calment graduellement, et au quinzième jour le genou est revenu à son état normal sans œdème sous-cutané, sans épanchement synovial intra-articulaire.

L'arthrophyte fait saillie sur la face externe du condyle et paraît immobilisé au milieu d'un empâtement limité qui, à partir de cette époque disparaît ; le volume du corps mobile diminue aussi et se résorbe lentement, il est vrai, mais si manifestement qu'un mois après M. le professeur Richet croit pouvoir autoriser le malade à sortir de sa réserve.

L'appareil et la gouttière sont enlevés, et, comme l'arthrophyte reste immobile dans les divers mouvements de flexion et d'extension, on permet d'abord la marche dans l'appartement, puis au dehors.

Six semaines après M. de H... reprend presque toutes ses habitudes.

A ce moment, il reste près du condyle fémoral interne une sorte de noyau à forme non déterminée qui a fini par disparaître complètement de telle sorte qu'aujourd'hui, dit M. le professeur Richet, il est impossible, après quinze ans, d'en retrouver la trace.

M. de H.., vu récemment encore, monte à cheval, chasse des journées entières, et fréquemment, sans avoir jamais éprouvé ni douleur ni gonflement dans l'articulation fémoro-tibiale.

Une quatrième observation où l'anneau à pointes a été employé est celle qui a trait au jeune homme qui fut opéré le 26 février 1881 par la taille articulaire et dont le cas est relaté plus loin.

Ce jeune homme, en effet, après être resté longtemps dans la salle Saint-Jean pour guérir des complications de l'arthrotomie directe, malgré le pansement antiseptique, qui lui avait été appliqué pendant et après l'extraction d'un arthrophyte du genou droit, était porteur d'un second corps mobile du côté opposé.

Voici comme M. le professeur Richet s'exprime sur son mode spécial de traitement (*Séance de l'Académie de médecine* 15 septembre 1881, *Gaz. des hôp.*).

« En raison des phénomènes auxquels nous avons déjà assisté après cette première opération, nous ne tenterons plus chez ce malade de pratiquer la taille sur le genou actuellement atteint, nous aurons recours à un autre procédé. Je saisirai convenablement mon corps étranger, puis je le fixerai solidement au moyen de l'anneau à griffes.

« Les pointes de l'instrument donneront lieu à une irritation modérée, suffisante pour produire un exsudat plastique circulaire qui formera une véritable barrière aux déplacements du corps mobile, et le fixera définitivement auprès du condyle externe.

« Je laisserai cet anneau en place trois à quatre jours ;

ce temps suffira pour déterminer l'inflammation nécessaire. Ce procédé, en outre qu'il a l'avantage d'éviter toute opération sanglante, a aussi l'avantage d'amener la guérison complète. En effet, le corps étranger, ainsi fixé, finit le plus souvent par disparaître peu à peu avec le temps et le repos absolu de l'articulation. »

L'anneau à pointes, dans le cas précédent, fut laissé quatre jours en place ; l'arthrophyte, très mobile, devint fixe et immobile ; il diminua sensiblement de volume ; l'articulation fémoro-tibiale gauche supporta d'ailleurs parfaitement le contact des pointes (*France médicale*, p. 64).

2° *Extraction des arthrophytes du genou.*

Le premier traitement chirurgical des arthrophytes du genou par extraction remonte au XVIe siècle ; encore futce le hasard qui fit découvrir à l'illustre chirurgien de Henri II la présence d'une pierre articulaire dans l'articulation fémoro-tibiale ; ce corps articulaire par suite d'un séjour prolongé dans l'article avait par irritation provoqué une hydarthrose assez considérable pour que Ambroise Paré jugeât indispensable une intervention chirurgicale : le procédé employé fut l'incision à ciel ouvert.

Ce premier cas connu d'un corps étranger développé dans le genou et heureusement extrait par incision mérite d'être rapporté textuellement :

« L'an mil cinq cent cinquante-huit, fut appelé de Jean « Bourlier, maître tailleur d'habits, demeurant rue Saint

« Honoré, pour lui ouvrir une apotesme aqueuse qu'il « avait au genouil, en laquelle trouvait une pierre de la « grosseur d'une amende, fort blanche, dure et polie, et « guarit ; encore est à présent vivant : » (Ambroise Paré p. 32, Edit. Malgaigne t. III 1841).

Dans la seconde moitié du XVIe siècle les auteurs ne rapportent aucune nouvelle observation ayant trait aux corps articulaires et il faut arriver à la fin du siécle suivant pour rencontrer un cas unique ; c'est celui que rapporte Jean Nicolas Péchlin dans l'ouvrage qu'il publia à Hambourg en 1691. Une affection que l'on constate si souvent de nos jours avait-elle échappé aux médecins de cette époque ? Il serait téméraire de l'affirmer. Le chirurgien allemand ne parle pas de ce cas dans son observation XXXVIII comme d'une nouveauté ; consulté par le malade, il émet l'avis que le traitement de l'affection sera long ; c'est une preuve qu'il ne connaissait pas de visu la forme, le volume et la conformation des arthrophytes ; toutefois l'affection déterminée par leur présence n'avait pas échappé à la sagacité des médecins du XVIIe siècle qui la combattaient par un traitement palliatif : compression, emplâtres et repos.

Nous donnons dans les lignes suivantes le résumé de l'observation de Péchlin : (*Hamburgi editio* 1691 obs. XXXVIII p. 306 livre II).

Il s'agit d'un jeune homme de 20 ans présentant toutes les apparences d'une santé robuste. Un chien qu'il avait irrité voulut s'élancer sur lui ; il fut obligé, pour échapper à la morsure de l'animal, de faire exécuter rapidement à son corps un mouvement de rotation complète, mouvement à la suite duquel il constata que l'une des jambes se trouvait dans l'impossibilité de faire un seul mouvement : il tomba à terre et fut transporté chez lui. Le médecin appelé, n'ayant constaté aucun signe de fracture ou de luxation, lui appliqua successivement des bandelettes de toile et des emplâtres ; la douleur s'étant calmée, il put se lever et marcher.

Il ne tarda pas à constater la présence d'un corps qui prenait diverses positions, tantôt au-dessus, tantôt au-dessous du genou. Au bout de quelque temps, la marche était devenue difficile ; il ressentait quelquefois derrière la rotule une douleur d'une acuité incroyable qui entravait complétement la marche ; il ne recouvrait l'usage de la jambe que quand, par une douce manœuvre, il avait changé ce corps de situation. Après deux années de gêne et de souffrance, il résolut de se confier à un chirurgien, qui, après avoir reconnu la cause insolite de la maladie, à la suite d'un examen sérieux de toute la partie malade émit l'avis que la guérison serait longue.

Il essaya de tous les moyens indiqués pour un mode de traitement palliatif, mais tout fut inutile. Aussi le jeune homme, fatigué de ses souffrances et de la longueur d'un tel traitement, réclama bientôt (*sectionem*) l'intervention chirurgicale et l'extraction du corps mobile (*eripiendum esse fugitivum mobileque tuberculum*). Désespérant de l'efficacité de tout autre mode de traitement, et entraîné par les impérieuses prières du jeune homme, le chirurgien consentit à faire l'opération.

Il n'est pas sans intérêt de rapporter tel que l'a décrit l'auteur lui-même le premier mode opératoire raisonné, appliqué à l'extraction des corps articulaires :

« *Ergo supra genu, remoto prius ad latera ligamenti* « *genicularis fines que vasti musculi externi tuberculo et* « *proxime sub cutim propulso, fit incessio ad quam sta-* « *tim vi quâdam excilit materia lucida crassa gelatinosa* « *imo cartilaginosa.* »

Comme on le voit, Péchlin, par une manœuvre habile, avait amené le corps mobile près du ligament latéral externe de l'articulation du genou à la hauteur du niveau d'insertion du vaste externe : après avoir pratiqué son incision il avait constaté l'issue d'une certaine quantité de synovie avant celle du tubercule cartilagineux. La description qu'il donne de ce corps mobile est celle que donneront encore tous les observateurs qui l'ont suivi jusqu'à nos jours :

« *Circumferentia tuberculi hujus erat inæqualis et initio magnitudine sua articulum digiti majoris æquabat* ; *at non siccatum in tenuiorem formam contrahebatur* ; *imo lucidum ante corpus hinc inde in opacam ossi substantiam transibat.* »

A la périphérie il présentait la transparence du tissu cartilagineux et à mesure que l'on se rapprochait du centre on constatait l'opacité du tissu osseux.

L'incision directe fut employée depuis Paré jusqu'au milieu du XVIIIe siècle sans être modifiée : elle eut d'ailleurs, comme toute méthode, des succès et des insuccès. Mais à cette époque, Simpson et d'autres chirurgiens anglais pratiquent l'extraction des arthrophytes du genou de la manière suivante (Breschet *Dict. en* 60 *v. corps étrangers art.*) :

« Après avoir préparé le malade à l'opération pendant quelque temps, soit par des toniques, soit par des évacuants, selon l'indication, on le couche sur un lit ou sur une table. Le membre est mis dans l'extension pour obtenir le relâchement de la capsule articulaire. »

« L'opérateur explore la partie malade et fait glisser le corps étranger au côté interne de l'articulation ; il le saisit ensuite entre le pouce et l'index de la main droite ou gauche selon le côté sur lequel il doit opérer. La peau est tendue sur le corps étranger, et l'on fait à ce niveau une incision longitudinale en rapport avec le volume du corps à extraire ; de manière qu'au moment de son passage les bords de la plaie ne soient ni contus ni meurtris. »

« S'il existe plusieurs corps étrangers, on tâchera de les conduire vers l'ouverture ; mais si on ne les trouve pas, les recherches trop longues, et surtout, l'introduction d'instruments dans l'article peuvent avoir de graves conséquences. Après l'opération, on maintient les bords de la plaie en contact par des bandelettes agglutinatives. Le membre est maintenu dans l'immobilité. »

Cette méthode, en usage chez nos voisins d'outre-Manche, eut aussi des cas heureux ; mais par contre il fallut signaler des cas malheureux, et avoir présents à l'esprit les dangers qu'entraînait une telle pratique ; ces dangers étaient parfois tellement à redouter que Bell s'exprimait ainsi :

« Si les concrétions sont adhérentes, il vaut mieux conseiller au malade de supporter les douleurs qu'elles produisent que de s'exposer aux dangers de leur extirpation ; si néanmoins cette douleur devient insupportable, malgré la vie sédentaire, il faut alors faire l'amputation du membre. Ce remède, quoique cruel, est toujours moins douloureux, et expose moins la vie du malade que l'extraction des concrétions. »

Assurément un tel langage est exagéré et surtout peu rassurant pour le malade au sujet de son affection ; malgré tout il démontre combien, dans certaines circonstances, l'extraction des arthrophytes du genou est une opération délicate, même de nos jours.

Aussi Bromfield en Angleterre, Desault et Richerand en France, à la fin du XVIIIe siècle, modifient le procédé de manière à empêcher le contact de l'air avec les surfaces articulaires.

Dans ce but, Bromfield fait, avant d'ouvrir la synoviale, un large pli à la peau suivant la longueur du membre.

Desault et Richerand le font suivant un diamètre perpendiculaire à l'axe du membre.

Dans tous les cas, après le retour de la peau à sa position normale, le parallélisme de la plaie cutanée et de la plaie faite à la capsule se trouve détruit. C'était déjà un grand progrès réalisé ; la quantité d'air qui pénétrait dans l'articulation était en effet très minime ; mais, comme dans ces sortes d'opérations la plaie cutanée était d'autant plus large que le corps mobile était plus volumineux, on ne réalisait pas encore, pour tous les cas au moins, les conditions que J. Guérin regarde comme indispensables au succès de la méthode sous-cutanée : petite incision extérieure, trajet oblique, plaie à l'abri du contact de l'air.

Enfin presque vers le milieu du XIXe siècle, en 1841, parut le procédé Goyrand d'Aix. Voici en quoi il consiste : déloger l'arthrophyte intra-articulaire pour le faire passer dans le tissu cellulaire sous-cutané où il reste provisoirement dans le plus grand nombre des cas, et d'où on l'extrait lorsque l'on juge la cicatrisation de la synoviale effectuée, c'est-à-dire dix à douze jours ; après son délogement, avant son extraction définitive, l'arthrophyte s'enkyste ou se greffe dans le tissu conjonctif, où il a été placé ; s'il est volumineux et que l'absorption ne soit pas probable, on l'extrait de sa demeure provisoire par une incision directe sans craindre les complications ordinaires du côté des surfaces articulaires ; s'il est petit, et que sa résorption soit jugée possible, le second temps de l'opération devient inutile.

Nous pensons qu'il y a un certain intérêt de rapporter ici l'observation du malade sur lequel Goyrand tenta son nouveau mode opératoire pour la première fois (*Annales de chirurgie française et étrangère* 1841, page 65).

Observation (*résumée*).

J. B. A. entre à l'hôpital d'Aix le 14 septembre 1841.

Homme âgé de 24 ans ayant dans le genou droit un corps mobile fort gênant et souvent très douloureux. Cette concrétion, grosse comme une amande, est libre, très mobile dans tous les sens ; elle disparaît sous le ligament rotulien au premier examen du malade.

Les douleurs sont surtout très vives lorsqu'il se cache ; le malade le fait sortir en marchant sur un pavé inégal. Le 15 septembre réapparition dans la partie externe de la synoviale ; gonflement et douleur dans le genou cédant au repos et aux cataplasmes.

Le lendemain articulation normale.

Désir ardent du malade d'être délivré de son infirmité.

Goyrand jetant un coup d'œil rétrospectif sur les cas d'incision directe qui avaient été en grand nombre malheureux entre les mains de Richerand, Lisfranc, Roux, Bégin etc. se décide, après mûre réflexion, à tenter pour le malade ci-dessus un nouveau procédé opératoire que nous laissons décrire par l'auteur lui même :

« Le malade étant couché et placé à sa gauche je refoulai, dit-il, le corps étranger dans la partie externe du cul-de-sac supérieur de la synoviale, où je le fixai à quatre centimètres au-dessus de la rotule, en continuant de presser de bas en haut avec le pouce et l'index gauches. Je fis ensuite soulever par un aide la peau de la cuisse au-dessus du corps étranger en un large pli transversal de manière à amener au niveau de ce corps une portion de la peau très éloignée. Alors m'armant d'un ténotome aigu dont la lame avait 7 centimètres de long sur 4 millimètres seulement de largeur à sa base, je le plongeai de haut en bas à la base de ce pli, et dirigeant la pointe vers le corps étranger j'incisai sous la peau parallélement à l'axe du membre tous les tissus qui recouvraient ce corps. Il fallut revenir à trois reprises sur ces tissus pour les diviser, après quoi je sentis la concrétion fuir sous mes doigts ; elle était sortie de l'article.

« Je retirai le bistouri, et l'aide laissa aller le repli de la peau ; quelques gouttes de sang mêlées de bulles d'air sortirent par la piqûre qui remonta à huit centimètres du point où la synoviale avait été ouverte. Quelques bulles d'air restaient même dans le tissu cellulaire sous cutané au-dessus de la piqûre.

« Le corps n'était pas arrivé sous la peau comme je l'aurais désiré, mais s'était glissé entre les portions moyenne et externe du triceps. Je le laissai à six ou sept centimètres au-dessus de l'incision de la synoviale.

« La piqûre n'avait pas 4 millimètres d'étendue. Je la couvris d'un petit emplâtre de diachylon. Des compresses épaisses furent fixées par une bande circulaire sur le point où le muscle biceps, l'aponévrose et la synoviale avaient été incisés dans le double but de comprimer la blessure sous-cutanée et d'empêcher la rétrocession du corps étranger qui était au-dessus. »

« Malgré nos conseils A. sortit trois fois de son lit le jour de l'opération ; cependant il ne survint pas le moindre accident. La piqûre de la peau se cicatrisa en vingt-quatre heures. Les liquides plastiques qui remplirent l'écartement des bords de l'incision sous-cutanée y formèrent une petite tumeur qui n'était du reste nullement douloureuse. Il ne survint dans l'articulation ni douleur ni gêne » (Annales de Chir. franc. et étr. t. I page 67).

L'articulation du même malade fut atteinte quelques jours plus tard de deux autres corps ; seize jours après Goyrand pratiqua pour l'un d'eux la même opération que précédemment ; il fit son incision en dedans de l'autre en incisant le triceps et l'aponévrose pour faire arriver presque sous la peau le corps étranger ; mais i. ne put le faire progresser que jusque sous l'aponévrose.

Onze jours plus tard pensant que toute communication entre le dernier corps étranger et la synoviale était rompue il en fit l'extraction par une simple incision ; mais il laissa dans le tissu cellulaire pour s'enkyster celui qui avait été logé sous le vaste externe.

D'après cette observation. on voit que Goyrand, le promoteur de la nouvelle méthode d'extraction, avait eu beaucoup de peine à déloger l'hôte importun de l'articulation fémoro-tibiale ; c'était déjà pour ses imitateurs un sujet de crainte qui ne devait pas être dénué de tout fondement.

Malgré tout, cette méthode trouva des admirateurs et par suite des imitateurs. Le procédé Goyrand d'Aix passa pour ainsi dire à la mode ; il traversa la Manche, et Liston crut apporter une modification heureuse en préparant sous la peau une loge au moyen du ténotome avant de s'attaquer à la capsule. Mais cette modification ou plutôt cette complication ajoutée au procédé opératoire de Goyrand n'était pas appelée à enlever à ce dernier la plus minime partie de son prestige. Car s'il est difficile de déloger parfois l'arthrophyte intra-articulaire du genou, la difficulté n'est pas moins grande pour le faire pénétrer dans la nouvelle demeure qu'on vient de lui créer plus ou moins commodément.

Le procédé Goyrand est un procédé difficile en pratique ; aussi tant à cause de l'adhérence trop forte de l'arthrophyte que de sa mobilité parfois excessive, plusieurs chirurgiens très distingués tels que Giraldés, Velpeau, Gosselin, etc., ont dû renoncer aux opérations qui tout d'abord se présentaient sous les meilleurs auspices ; toutefois il est moins dangereux que l'arthotomie directe et compte à son effectif des complications en moins grand nombre. Quelle que soit la méthode employée, en effet, la complication la plus sérieuse, et la plus à éviter par conséquent, c'est l'arthrite dont l'intensité varie suivant qu'elle se déclare dans une articulation exposée à l'air ou dans une articulation fermée de tous côtés au véhicule de tant de substances nocives. Dans le premier cas, en effet, il s'établit une suppuration abondante, prolongée, qui amène un affaiblissement rapide du malade et comme terme parfois fatal : la mort. Dans le second cas, au contraire, la surface interne de la synoviale s'enflamme aussi, il est vrai, mais il se fait un épanchement de nature inflammatoire sans phénomènes de suppuration, et, par suite, sans les accidents graves qui accompagnent fréquemment les plaies chirurgicales pratiquées sur toute séreuse.

Pendant quelques années, de 1841 jusqu'en 1867 surtout et même jusqu'en 1875 la méthode directe et celle de Goyrand eurent de part et d'autre des succès nombreux et par contre des cas malheureux.

Écoutons à ce sujet l'humble, mais strict langage des chiffres ; il se charge de nous apprendre quelle est celle des deux méthodes qui compte le plus de succès, et pour cela rapportons ici la statistique de Larrey (*Gaz. des hôp.*, 1861, p. 267).

Sur 131 cas par l'extraction en un seul temps, il donne :

98	succès	proportion	74.8
28	morts	—	21.3
5	insuccès	—	3.8

Sur 39 cas opérés par l'extraction sous-cutanée, il donne :

19	succès	proportion	48.7
5	morts	—	72.8
15	insuccès	—	38.4

En comparant ces deux tableaux, on observe que la mortalité a diminué de moitié par le procédé Goyrand, mais que le nombre des insuccès est plus élevé ; ne pourrait-on pas d'ailleurs interpréter ces insuccès en les attribuant aux difficultés considérables que présente la méthode dans son exécution ?

L'arthrotomie par incision directe offre moins d'insuccès, mais aussi elle compte un plus grand nombre de mortalités.

Le complément du travail de Larrey a été donné par Barwell jusqu'en 1875 ; cette statistique offre la plus grande analogie avec la précédente.

Nous voyons, en effet, que sur 48 cas opérés en un seul temps, il compte :

44	succès	proportion	91.6
4	morts	—	8.4

Sur 40 cas opérés en deux temps, il compte :

29	succès	proportion	72.5
1	mort	—	2.5
10	insuccès	—	25

La méthode de Goyrand, après avoir brillé par ses avantages, au moins sous un point de vue, sur la méthode ancienne, devait recevoir un coup terrible de la vulgarisation d'un pansement nouveau : le Lister, en effet, venait prêter main forte aux chirurgiens dans les grandes opérations. En 1867, Lister parle de la méthode antiseptique pour la première fois (*On a neuw method of treating compound fractur abcess et Lancet*, t. I, mars 1867 et t. II, juillet 1867).

A partir de ce moment on le voit parcourir l'Allemagne, où Wolkmann l'emploie dans toute sa rigueur ; mais, passant entre diverses mains, il devait nécessairement être remanié dans sa constitution ; aussi, c'est ce qui fait dire à juste raison à Maunoury, qu'aujourd'hui les chirurgiens allemands, vraiment Listériens, sont rares.

Toutefois, il n'en est pas de même au Danemark où on l'emploie dans toute sa rigueur ; le professeur de Copenhague, en effet, Saxtorf, se montre si chaud partisan du Lister qu'à ce sujet il n'hésite pas à s'exprimer ainsi :

« Il n'y a personne, je crois, au Danemark qui ne se serve du pansement de Lister dans les opérations. Pour moi, je renoncerais à faire de la chirurgie si je ne pouvais plus opérer antiseptiquement.

Les chirurgiens français furent moins enthousiastes que ceux de l'étranger pour souhaiter la bienvenue à cette nouvelle méthode de pansement ; en France, en effet, malgré les succès obtenus par d'éminents chirurgiens, tels que Richet, Verneuil, Gosselin ; malgré la vulgarisation de ses bons effets vantés par Lucas Championnière, on ne peut pas dire que dans tous les cas heureux d'opérations d'arthrophytes intra-articulaires, le Lister a été toujours employé dans toute sa pureté ; nous aurons à la fin de ce travail à citer à l'appui de cette proposition des observations en assez grand nombre ; d'autre part nous verrons aussi après l'examen des faits observés que l'on a obtenu des résultats très-satisfaisants en employant d'autres pansements tel que le pansement ouaté par exemple ou bien encore un pansement mixte.

Le pansement de Lister est fondé sur la théorie suivante que nous résumons en quelques lignes :

L'air irrite les plaies et en provoque la suppuration. Les propriétés nocives de l'air sont dues aux germes organiques qu'il tient en suspension ; ces derniers provoquent la putréfaction des produits à la manière des ferments ; c'est donc par la destruction de ces organismes microscopiques que l'on enlèvera à l'air ses funestes propriétés dans certains cas. L'acide phénique a été pris par Lister comme agent destructeur. L'agent peut varier ainsi que son mode d'application ; le fond restera toujours le même : détruire pour empêcher de nuire ; c'est ainsi que Paquet de Lille recommande l'emploi de l'acide thymique légèrement alcoolisé pour le pansement des plaies ; nous citons plus loin deux cas où cet acide a été heureusement employé.

Il ne faut cependant pas attribuer à la méthode antiseptique pure tous les avantages que ses pronateurs veulent bien lui accorder à l'exclusion de tout autre mode de pansement ; sans être détracteurs nous nous contenterons de montrer par une observation suivie et personnelle que l'extraction par incision directe des arthrophytes du genou avec le pansement de Lister ne bénéficie pas dans tous les cas d'une innocuité complète.

L'observation qui va suivre servira en outre à donner une description succincte, mais complète dans ses éléments de la méthode antiseptique qui fut employée dans toute sa rigueur.

Observation Personnelle

Recueillie dans le service de M. le professeur Richet.

Arthrophyte du genou droit opéré par la méthode directe à ciel ouvert sous les auspices du pansement de Lister dans toute sa rigueur. Abcès multiples. Changement de pansement et guérison lente sans ankylose avec un peu de roideur articulaire tendant à disparaître.

Au lit n° 3, de la salle Saint-Jean est couché un jeune homme de 19 ans employé de commerce ; il raconte qu'il y a six ans il a eu un gonflement considérable des deux genoux, gonflement qui ne tarda pas à disparaître sous l'influence d'un traitement médical. Toutefois le malade n'en continue pas moins à éprouver du côté de ses mêmes articulatious des douleurs vagues ; vers le milieu de février il s'aperçoit que son genou droit augmente de volume et en même temps que les douleurs sont plus vives que celles éprouvées jusqu'alors ; aussi se décide-t-il à entrer à l'Hôtel-Dieu dans le service de M. le professeur Richet.

Voici ce que l'on constate : par la vue on remarque que le volume du genou droit est supérieur à celui du côté opposé ; la coloration de la peau est normale ; en appliquant la main sur le genou on ne constate pas une élévation notable de la température à droite. Ce qui frappe le sens du toucher c'est une petite saillie située à la partie supérieure et externe, par conséquent en dehors de la rotule. Ce corps du volume d'un noyau d'abricot offre une surface polie, lisse, à bords assez réguliers.

Le genou de notre malade est distendu par une hydarthrose de moyenne intensité. Les douleurs n'ont jamais été bien vives, il n'est jamais tombé brusquement ce qui amène à penser que l'arthrophyte n'est ni absolument mobile, ni errant. Ce corps étranger suit les mouvements de flexion et d'extension imprimés à l'articulation ; dans le mouvement de flexion il devient immobile ; ajoutons enfin que sa présence est ignorée du malade qui ne se plaint que du volume plus considérable du genou droit et des douleurs qui deviennent plus intenses par moment.

La proposition d'une opération étant faite est acceptée par le jeune homme.

Le traitement appliqué le 26 février 1881 a été la méthode directe avec toutes les précautions antiseptiques que nous allons passer successivement en revue :

Comme nous le savons deux solutions aqueuses jouent un grand rôle dans le pansement : 1° la solution forte 50 pour 1000 ; 2° la solution faible 2.5 pour 100.

Longtemps avant l'opération, c'est-à-dire deux heures environ auparavant, les instruments qui sont présumés devoir servir tels que bistouris, pinces à griffes, pinces hémostatiques, pinces à pansement, etc. sont plongés dans la solution forte. Les éponges qui doivent être employées y sont aussi placées.

Tout le genou dans le cas qui nous occupe est lavé, ainsi que le creux poplité, au moyen d'une éponge trempée au préalable dans la solution forte ; les mains de l'opérateur et celles des aides sont enfin rendues aseptiques au moyen d'un lavage avec la solution faible.

Pendant toute la durée de l'opération, l'atmosphère du champ opératoire est rendue aseptique par la pulvérisation d'acide phénique au moyen de l'appareil Lucas Championnière. Mais à ce propos, disons que les appareils à vapeur pour la pulvérisation sont plus parfaits et plus en usage pour ce genre d'opération.

Toutes ces précautions ayant été prises, M. le professeur Richet fait fixer l'arthrophyte par deux aides qui le maintiennent avec les doigts ; puis, armé d'un bistouri, il pratique sur le corps mobile une incision à plein tranchant de quatre à cinq centimètres; dissection couche par couche de la peau et du tissu cellulaire sous-cutané ; ligatures de quelques artérioles au fur et à mesure de leur apparition.

L'arthrophyte est alors immobilisé au moyen d'une pique à une seule pointe et la synoviale, se présentant sous une couleur blanchâtre indurée, est enfin sectionnée ; il s'écoule une grande quantité de synovie, puis le corps étranger apparaît avec son pédicule ; ce dernier est coupé au moyen de ciseaux courbes.

Deux points de suture sont pratiqués avec une aiguille courbe dans le chas de laquelle est passé un fil métallique ; deux artérioles sont liées avec du catgut ; le tout avant de servir avait été rendu aseptique.

Enfin pansement de Lister et immobilisation du membre dans une gouttière appropriée.

Le protective est aussitôt appliqué afin que les lèvres et les angles de la plaie soient à l'abri de toute substance irritante. Etoffe en soie très mince, revêtu du vernis copal et de dextrine, le protective, de couleur verte, est taillé en bandes, puis lavé avec la solution faible, placé enfin sur la plaie il est recouvert de petites bandes de gaze antiseptique. Cette dernière substance est impréguée de résine et de parafine mélangées d'acide phénique qui au contact d'un corps chaud se volatilise et rend aseptique l'atmosphère qui entoure le champ où à été pratiquée l'entaille.

La gaze antiseptique est représentée dans son ensemble par sept feuillets ; entre le sixième et le septième on place l'imperméable qui est représenté par une étoffe en coton recouverte sur l'une de ses faces par une couche de caoutchouc ; la surface lisse et polie se trouve du côté de la plaie.

Dans le cas présent, M. le professeur Richet n'emploie pas les tubes de Chassagnac, probablement parce que d'abord il n'a pas été fait d'injection dans l'article, puis parce que l'hydarthrose n'était que de moyenne intensité.

N'est pas différente la manière de voir de M. Nicaise (Société de chirurgie, séance du 5 octobre 1881).

« Quand il n'y a pas d'arthrite, dit-il, il n'est pas nécessaire de recourir au drainage et l'on peut fermer totalement la plaie. Lorsqu'il y a eu arthrite ou hydarthose ou lorsqu'on fait une injection dans l'articulation il est indispensable de passer un tube à drainage. Il y a donc une distinction à établir suivant que le corps étranger est compliqué ou non d'arthrite ou d'hydarthose. »

D'ailleurs sur ce point, les chirurgiens sont partagés.

Lucas Championnière le 5 octobre 1881 (*Revue de chirurgie*, p. 942) s'exprime ainsi :

« Le drainage ne peut être supprimé sans danger que dans les cas très favorables ; mais il faut retirer le tube plus vite qu'on ne le fait d'habitude : au bout de trois à quatre jours.

« On a même pu faire la réunion immédiate totale pour des cas d'hydarthrose avec lavage de l'intérieur de l'articulation au moyen d'une solution phéniquée au vingtième. »

(Suites de l'opération). — *Nuit du 26 au 27 : insomnie malgré une piqure de morphine.*

Le 27. — Inflammation localisée.

Le 28. — A la visite, M. le professeur Richet enlève les deux fils à ligature et constate les faits suivants :

Surface de l'incision blafarde, pus blanchâtre peu abondant, calorification et tuméfaction du genou droit qui est très douloureux à la pression et au moindre mouvement ; ganglions superficiels du pli de l'aine indurés, céphalalgie intense, soif vive, inappétence et constipation. Pouls plus fréquent qu'à l'état normal.

Température prise par M. Gilbert, interne : 39°,2.

Par la tuméfaction et l'induration des ganglions superficiels du pli de l'aine, M. Richet conclut à une explosion possible d'érysipèle. Aussi, dit-il, dans l'érysipèle de la face, on peut remarquer entre autres symptômes précurseurs avant l'éruption érysipelateuse, une induration des ganglions sous-maxillaires.

La chaleur et la tuméfaction du genou droit, l'état général du malade indiquent qu'il y a une inflammation très aiguë de la synoviale des culs-de-sac et de l'articulation elle-même ; mais il n'y a pas encore formation de pus.

*Le mardi, 1*er *mars, quelques gouttes de pus se sont écoulées* *par les lèvres de la plaie ; dans la nuit du mardi au mercredi, le malade est pris d'une douleur très vive dans le creux épigastrique, cette douleur a disparu par l'ingestion de deux cuillerées de sirop de morphine.*

Le 2 mars à la visite M. Richet trouve le genou droit toujours gonflé; l'adénite toutefois est moins prononcée que le 28 février mais la température est toujours de 39°,6.

Par la pression en tous les sens on fait sortir du pus crêmeux, assez épais et blanchâtre; deux cuillerées à café environ. La douleur n'est pas plus intense à la pression; le malade a pu dormir depuis 11 heures jusqu'à 6 heures du matin; il n'y a pas eu de frisson, mais de la constipation persistant depuis quatre jours et devant céder à la prescription d'huile de ricin qui a été faite.

Vu la sortie de la petite quantité de pus comparativement aux dimensions de l'articulation fémoro-tibiale, vu d'autre part le peu d'intensité des symptômes généraux, M. Richet ne pense pas à une arthrite suppurée; le pus jusqu'à ce jour ne proviendrait que de la surface de la taille articulaire.

Le 3 mars. — Inappétence, soif vive, pouls accéléré, température 38°; adénite du pli de l'aine indolente, pas de réaction fébrile bien grande ; mais sortie d'un pus crêmeux abondant par la pression ; infiltration séro-purulente sous-cutanée et intramusculaire.

Incision dans le cul-de-sac supérieur, plus bas et en dedans contre-ouverture ; enfin établissement d'un tube à drainage pour faciliter l'écoulement du pus.

Le 4 mars. — Mêmes phénomènes généraux mais plus accentués. Sueurs profuses, toux et expectoration abondante.

Température : 39°,6. Chloral.

Pus plus abondant que la veille ; il sort surtout par l'incision latérale externe au niveau de la taille articulaire.

Fluctuation avec douleur, un peu de rougeur de la peau en

haut et en dehors sur le trajet du vaste externe. Une incision est faite en ce point et donne sortie à un pus séro-sanguinolent.

Erythème du creux poplité. Même pansement et toniques sous toutes les formes.

Le 5 mars. — Mêmes phénomènes généraux toujours peu accentués ; température 38°,6.

Pus abondant, surtout fourni par les ouvertures pratiquées en dernier lieu ; fluctuation au-dessus de la précédente incision : nouvelle ouverture.

Le 6. — Température : 39°,2 ; le soir elle s'élève jusqu'à 40° qu'elle n'a jamais atteint jusqu'ici.

Le 7 et le 8. — La température oscille entre 38°,4 et 38°,5.

Quoi qu'il en soit, ces accidents ne mettent pas en danger la vie du malade qui à partir de ce moment va de mieux en mieux sous l'influence de pansements émollients d'abord, puis à l'alcool camphré. « En résumé, dit M. le professeur Richet (*Leçons recueillies par M. le Dr Bazy, France médicale p.* 63, 13 *juillet* 1881), voilà une extraction de corps étranger qui est faite réellement avec une grande facilité ; eh bien, malgré cette simplicité opératoire, malgré le pansement de Lister, nous avons eu de la suppuration, que dis-je, une lymphangite bientôt compliquée de phlegmon diffus périarticulaire, heureusement arrêté par les grandes incisions. Or, je tiens à le dire, et à le dire bien haut, le pansement de Lister ne nous a pas mis ici à l'abri des accidents que l'on reproche à nos autres modes de pansement antiseptique. C'est là un fait malheureux qui doit être publié, ne fût-ce que pour modérer un enthousiasme un peu hâtif et dont on reviendra. N'allez pas croire pour cela que je nie les propriétés des pansements antiseptiques, j'en suis au contraire un partisan déclaré, mais avec quelques réserves : je les emploie à peu près constamment mais non aveuglément, et avec l'intention de découvrir la vérité que je veux aussi vous faire voir. »

Nous donnons maintenant le résumé des observations que nous avons pu recueillir tant à l'étranger qu'en France au sujet des arthrophytes intra-articulaires du genou depuis 1876 jusqu'en 1881 inclusivement.

Ces observations se rapportent à des cas où l'arthrotomie directe a été pratiquée soit sous les auspices du pansement listérien, employé intégralement ou plus ou moins modifié quant à ses minuties, soit sous ceux du pansement ouaté ou d'un pansement mixte. Enfin avec des cas où un pansement simple et varié a eu de bons résultats, nous en rapporterons deux autres également heureux où M. Paquet de Lille a remplacé l'acide phénique par l'acide thymique alcoolisé.

Dans toutes nos recherches nous n'avons trouvé aucun cas de succès pour montrer au moins l'existence d'une méthode qui a eu une très grande vogue : je veux parler du procédé Goyrand d'Aix.

Nous verrons en effet que la méthode sous-cutanée échoue entre les mains de Barwell (observation X) et de Chipault d'Orléans (observation XII) ; enfin, que ce même procédé, modifié par Liston, a été tenté sans succès par M. Horand, chirurgien de l'Antiquaille à Lyon (observation II).

PANSEMENT AVEC LE LISTER DANS SON INTÉGRITÉ.

Observation I (résumée).

(Journal de méd. et de chir. pratiques).

Arthrophyse mobile du genou gauche; sa disparition à la première tentative d'extraction, et son apparition dans le creux poplité, d'où il est extrait par une incision directe le 28 octobre 1876. Précautions antiseptiques. Pansement de Lister. Guérison avec persistance des craquements.

L. P., âgé de 51 ans, entre à l'hôpital Lariboisière dans le service de M. Panas remplacé par M. Lucas-Championnière le 7 août 1876 pour une hydarthrose du genou gauche, salle Saint-Honoré n° 8.

A l'examen du malade on constate un épanchement peu abondant et des craquements dans l'articulation ; la marche est quelquefois arrêtée par des douleurs vives ; on sent facilement un corps mobile au-dessus du niveau de la rotule. Les grandes articulations sont aussi le siège de craquements. Le travail est pénible pour le malade. M. Lucas, au commencement d'octobre, annonça son intention de fixer le corps mobile au côté externe de l'articulation, puis de l'extraire par une incision simple de la capsule sous la protection de la méthode antiseptique.

Au moment de l'opération disparition de l'arthrophyte et marche plus difficile. Le malade accuse des douleurs dans le creux poplité. M. L. Championnière explore cette région et découvre une tumeur roulante, mobile dans la profondeur, dirigée vers le côté externe.

Opération de nouveau résolue le 28 octobre. Précautions antiseptiques sous tous les points de vue.

Incision du côté externe du creux poplité jusque sur la face postérieure de l'articulation.

Le corps très mobile est saisi avec une pince de Museux.

Écoulement d'une assez grande quantité de synoviale et d'un liquide visqueux.

Lavage de la cavité de la plaie avec la solution forte. Drain debout, trois points de suture, pansement antiseptique, enfin immobilisation dans une gouttière.

Le 29. — Température : 38°,5 ; puis 37°,5 ; pendant la journée elle ne remonta plus jusqu'à 38°.

Le 30 octobre. — Nouveau pansement ; pas de suppuration. Deux jours après renouvellement du pansement ; points de suture coupés ; les lèvres de la plaie sont réunies. Le neuvième jour renouvellement du pansement ; le tube est retiré ; enfin pansement glycériné ; le membre est laissé libre.

Mouvements normaux ; pas de douleur, mais persistance des craquements.

L'arthrophyte présente le volume d'un très gros haricot ; il est d'aspect fibro-cartilagineux.

Observation II (résumée).

(*Lyon médical* 1879, p. 35). Arthrophyse non pédiculé compliqué d'hydarthroses. Échec dans la tentative d'extraction par le procédé Liston Huit jours après arthrotomie directe avec toutes les précautions antiseptiques. Guérison complète le 23 août.

X..., âgé de 23 ans, entre à l'Antiquaille dans le service de Horand pour un corps mobile ; on constate une artrophie de la jambe et de la cuisse ; l'arthrophyte est seulement senti quand il se trouve dans l'espace intercondylien, ordinairement il occupe la face antéro-supérieure de la rotule. Le volume approximatif est celui d'une petite noix aplatie et allongée ; il n'est pas pédiculé, il est très mobile. Crises douloureuses subites, et troubles fonctionnels. La marche est souvent interrompue et cet accident devient de plus en plus fréquent.

L'évolution a été longue et compliquée d'hydarthroses traitées par ponction capillaire.

Le 18 juin 1879 M. Horand pratique l'opération Goyrand d'Aix, modifiée en ce qu'une loge lui est préparée au préalable. Malgré les pressions exercées le corps ne peut être délogé, il est enfin fixé ; l'arthrotomie directe est enfin pratiquée huit jours après.

Le 26 juin 1879 pas de chloroformisation. Incision de 4 à 5 centimètres intéressant la peau, le tissu cellulaire de la synoviale, ainsi que certaines fibres du triceps fémoral. Sortie de l'arthrophyte par suite de pressions latérales.

Pansement de Lister complet, et immobilisation. Renouvellement rare du pansement ; quinze jours après suppression du pansement et de la gouttière ; réunion immédiate ; mais hydarthrose attribuée à la marche et devant céder aux révulsifs.

Le 22 août. — Guérison complète.

L'arthrophyte a la forme ovale, aplatie ; sa surface irrégulière est parsemée d'éminences et de sillons ; son aspect extérieur est fibro-cartilagineux.

Observation III (Résumée).

Communiquée à la Société de chirurgie par M. Heurteaux de Nantes. Genou gauche offrant une hydarthrose considérable et des arthrophytes multiples. Le 17 janvier 1880, extraction par incision directe et pansement de Lister complet. Guérison.

R...., âgé de 22 ans, entre le 30 octobre 1879, à l'Hôtel-Dieu de Nantes. A l'âge de 12 ans : abcès du genou gauche consécutif au traumatisme. Depuis lors, volume plus grand de ce genou.

En 1877, chute du haut d'une échelle ; le volume augmente encore et le force à entrer à l'hôpital ; à sa sortie, il peut travailler de nouveau ; mais il est obligé d'y rentrer le 30 octobre 1879.

On constate le volume considérable du genou gauche et une hydarthrose abondante distendant tous les culs-de-sac synoviaux ; enfin la palpation permet de constater la collision de nombreux corps mobiles.

Le 17 janvier 1880 : incision de cinq centimètres à la partie anteroexterne de la cuisse ; division de la peau, de l'aponévrose fémorale de quelques fibres du muscle vaste externe, enfin de la synoviale. Écoulement de liquide et sortie d'arthrophytes en grand nombre ; les autres sont amenés aux dehors avec le doigt recourbé en crochet.

Pas de ligature ; deux points de suture profonde avec des fils d'argent et six à sept de suture superficielle. Le membre est placé dans une gouttière garnie de coton. Pansement de Lister.

Le soir température : 36°,8 ; pouls : 80.

Le lendemain et les jours suivants, température : 36° à 37°, le pouls a oscillé entre 80, 84 et 92.

Suites de l'opération très bénignes.

Le 2 février. — La plaie est cicatrisée complètement ; les fils de suture sont enlevés ; le 15, sortie du malade qui marche facilement avec une canne. Le malade a été revu le 3 mars ; les fonctions de l'articulation sont normales.

Observation IV (Résumée).

(*Revue de chirurgie* 1881, page 776).

Arthrophyte du genou droit de cause traumatique avec hydarthrose concomittante opéré le 20 juillet 1881, par M. Nicaise. Incision directe sous les auspices complets du pansement antiseptique. Guérison complète quinze jours après.

Homme tombé d'une vergue en 1877, les cuisses écartées ; genoux meurtris, surtout le gauche pour lequel il resta trois mois à l'hôpital, et qui depuis a été affecté trois fois d'hydarthrose.

Le genou droit, peu atteint pour sa part, fut deux mois après affecté d'un corps mobile intra-articulaire.

Pendant deux ans le corps est resté dans la partie inférieure de l'articulation sur les côtés de la rotule ; depuis il est passé dans le cul-de-sac supérieur.

Le malade entre à Laënnec le 20 juillet 1881. M. Nicaise se décide à pratiquer l'arthrotomie. Incision à la partie supérieure et externe du genou avec toutes les précautions antiseptiques.

Ouverture de la synoviale après hémostase complète. Enfin au moyen d'une pince à dents de souris, extraction du corps fixé par un tube en caoutchouc tendu par un aide.

Deux points de suture profonde, un point de suture superficielle et pansement de Lister.

Immobilisation dans une gouttière ; réunion complète le troisième jour ; pas d'épanchement articulaire et conservation des mouvements.

Réapplication du pansement de Lister et d'une gouttière que l'on retira le sixième jour. Le malade se relève et marche dès le dixième jour.

L'arthrophyte, ayant le volume et la forme d'un gros haricot, offre une longueur de trois centimètres sur seize millimètres de largeur ; une de ses surfaces est régulière, un peu convexe ; l'autre est plus grenue, comme osseuse.

Observation V (résumée)

(*Revue de chirurgie*, 1881, p. 943, 5 septembre 1881).

Un malade entre à l'Hôtel-Dieu ayant un corps étranger du genou pédiculé. L'opération est proposée par M. Monod, et acceptée du malade. Incision à ciel ouvert sous les auspices du pansement antiseptique, avant, pendant, et après l'opération.

Pansement de Lister. Ligature du pédicule avec du catgut. Réunion par première intention et établissement du tube à drainage de Chassaignac.

Guérison quinze jours après sans la moindre raideur articulaire.

Observation VI (résumée)

(*Lyon médical* 1881) Recueillie dans le service de M. Paulet, médecin en chef de l'hôpital militaire de Lyon, et professeur de la Faculté de médecine de cette ville.

Arthrophyse du genou droit. Extraction à ciel ouvert. Pansement antiseptique. Guérison après gonflement et suppuration superficielle de la plaie.

C..., Jules, servant au 36e d'artillerie, entre à l'hôpital militaire de Lyon le 19 septembre 1880. Agé de 22 ans, de constitution robuste, cet homme avait eu la variole à l'âge de dix ans et une pleurésie en 1879 au mois de mai. Rien à signaler au moment de son incorporation, le 8 novembre 1879. Quelques mois après, pendant un exercice à la voltige, C... fait une chute sur le genou droit. Il se relève et marche malgré tout ; mais le lendemain l'articulation fémorotibiale est tuméfiée, douloureuse, au point que le médecin du corps l'envoie à l'hôpital le 13 décembre 1873.

L'arthrite disparaît sous l'influence de révulsifs : vésicatoires et teinture d'iode ; le malade reprend enfin son service.

Le 13 février 1880, il constate un corps mobile dans son genou droit. Envoyé aux eaux de Bourbonne le 15 mai, il n'en retire aucun fruit, et se trouve obligé de rentrer dans le service de M. Paulet, le 19 septembre 1880.

Diagnostic facile : pas d'épanchement ; mais arthrophyte volumineux très mobile du volume d'une amande. Marche difficile et douleurs constantes, parfois très vives.

Le 20 septembre. — Pas de chloroformisation ; incision directe avec toutes les précautions antiseptiques d'une étendue de six centimètres environ. Ligature de l'artère articulaire inférieure externe.

Fixation du corps mobile avec la main gauche, et section des tissus à son niveau jusqu'à la synoviale, qui, à son tour sectionnée, laisse échapper l'arthrophyse.

Réunion des deux lèvres de la plaie de la synoviale, par deux points de suture au catgut, et de celles de la peau par cinq points de suture métallique. Etablissement d'un tube à drainage très court; enfin pansement de Lister.

Quatre jours après, ablation des fils métalliques et réunion de la plaie.

Le malade se lève les jours suivants et marche ; il se déclare alors une hydarthrose qui est guérie le 14 octobre après immobilisation. Ce corps irrégulièrement elliptique est lisse, luisant, d'une couleur blanc-jaunâtre.

A l'examen microscopique, il est constitué par du cartilage hyalin dont les capsules renferment beaucoup de cellules. Les courbes profondes sont formées par du tissu osseux.

PANSEMENT DE LISTER PLUS OU MOINS MODIFIÉ

Observation VII (résumée).

Annandale (*The Lancet* 1879). Extraction par incision directe et avec pansement de Lister plus ou moins modifié d'arthrophyte du genou droit. — Guérison.

T. M., cocher, âgé de 68 ans, admis à l'infirmerie le 2 mars 1878 déclare souffrir depuis 20 ans d'un corps étranger dans le genou droit après avoir été opéré par Syme une première fois. Peu après la fixation de ce premier corps mobile dans les tissus superficiels, sensation d'un nouvel arthrophyte peu inquiétant jusqu'en automne 1877.

Enfin les douleurs le forcent à entrer à l'hôpital pour être opéré. Le 4 mars 1878, Annandale fait une incision directe avec les précautions antiseptiques sur le côté interne ; il en retire trois corps de forme irrégulière.

La plaie est suturée ; mais on n'emploie pas de tube à drainage. Réunion par première intention, pas de gonflement ni d'inflammation de la jointure.

Guérison complète et sortie de l'hôpital le 5 avril 1878.

Observation VIII (résumée).

(*The Lancet* 1878) Annandale. Arthrophyte du genou gauche attribué par le malade à une entorse antérieure, le 5 octobre 1878 incision directe sur le côté externe du genou sous les auspices du pansement antiseptique plus ou moins modifié. — Guérison complète le 2 novembre.

Le révérend J. B. âgé de 30 ans est reçu à l'infirmerie le 4 octobre 1878.

Depuis six ans ce malade est porteur d'un arthrophyte dans le genou gauche ; il en est incommodé depuis neuf jours seulement.

Le 5 octobre 1878 Annandale fait une incision de 7 centimètres de longueur sur le côté externe du genou, et en retire un corps mobile de 45 millimètres dans le plus grand diamètre et de 32 millimètres dans le plus petit.

La plaie est suturée. Pas de tube à drainage. Réunion par première intention et place cicatrisée après quatre pansements ; il n'y eut ni gonflement ni douleur dans l'article.

Guérison complète le 2 novembre.

Observation IX (résumée).

(*Britisch médical journal* 1879) Deux corps étrangers du genou gauche. Incision directe et pansement antiseptique ; pas de tube à drainage. — Guérison en cinq semaines avec roideur articulaire.

Observation X (résumée).

(*Britisch médical journal* 1876 Barwell)

Homme âgé de 43 ans est atteint d'un rhumatisme ancien. ; il reçoit un choc ; depuis quatre mois il est porteur d'un corps étranger dans le genou droit.

L'extraction par la méthode sous-cutanée échoue le 31 juillet 1876 incision oblique à la partie externe de l'articulation. Précautions antiseptiques suture de la plaie enduite de collodion et recouverte de liut (linge de coton enduit d'acide borique). Gonflement considérable le huitième jour sans fluctuation ni fièvre.

En octobre 1876. Guérison avec rétablissement des mouvements.

Observation XI (résumée).

(Santerson *Schmidt's Jahbrucher* t. 183, 1876).

Extraction de 81 corps étrangers du genou pesant en tout 75 gr. Pansement antiseptique. Arthrite supurée mais roideur articulaire diminuant peu à peu pour disparaître complètement ; persistance de légères douleurs survenant par intervalles.

Observation XII (résumée).

(Société de chirurgie, *Gaz. méd.* 28 juillet 1880).

Vieillard de 70 ans, présentant depuis 11 ans un corps étranger du genou gauche. Opération décidée et acceptée, faite par M. Houzel (Montreuil-sur-Mer) au mois d'avril 1880. Précautions antiseptiques. Pansement phéniqué. Guérison rapide, mais il est resté des signes d'arthrite sèche.

Observation XIII (résumée).

(*Gaz. hebd. de méd. et de chir.* séance du 13 novembre 1878).
Paquet de Lille.

Jeune homme de 18 ans, souffre depuis l'âge de 12 ans pour un corps mobile du genou.

Incision directe de tous les tissus ; énucléation du corps étranger. Lavages à l'acide thymique.

Pansement avec bandelettes de toile et collodion.

Au vingt-deuxième jour, il se déclare un phlegmon diffus du mollet ; l'enfant meurt épuisé par la suppuration. Le genou est resté sain.

Observation XIV (résumée).

(*Gaz. hebd. de méd. et de chir.* séance du 13 novembre 1878).
Paquet de Lille.

Un ouvrier âgé de 38 ans, possède deux corps mobiles du genou. L'opération est proposée puis acceptée.

Incision pour l'extraction directe.

Immobilisation du membre.

Lavages à l'acide thymique et pansement comme ci-dessus.

On imprime des mouvements à l'articulation à partir du vingt-deuxième jour. Guérison.

PANSEMENT OUATÉ

Observation XV (résumée).

Arthrophyte du genou gauche. Extraction directe. Pansement ouaté.
Guérison complète (*Gaz. médicale* 6 novembre 1878).

M. Gillette a opéré à l'hôpital temporaire un ancien soldat de 28 ans offrant un corps étranger dans le genou gauche depuis deux ans.

Fixation du corps mobile par des aides intelligents.

Extraction directe ; réunion de la plaie avec de la baudruche colodionée.

Pansement ouaté et immobilisation.

Pas d'élévation de température ; pouls normal, pas d'accidents à signaler.

Trois semaines après, guérison complète.

L'arthrophyte avait de la forme d'une petite rotule et offrait une largeur de deux francs.

Observation XVI (résumée).

Corps mobile intra-articulaire du genou droit. Extraction directe. Pansement ouaté (thèse de Paris, G. Bernard, p. 51).

Un maçon âgé de 38 ans, entre à l'Hôtel-Dieu dans le service de M. Alphonse Guérin pour une affection du genou droit. Pas d'antécédents morbides ; si ce n'est une fracture d'une des clavicules, il y a 12 ans et la cuisse gauche 8 ans.

Depuis 10 ans, faiblesse et douleur dans le genou droit. En 1874 douleur très-vive dans l'article ;puis quelques semaines après le malade s'aperçoit d'un corps mobile : accès douloureux fréquents et hydarthrose peu considérable.

Le malade désire ardemment être débarrassé de sa maladie gênante. M. Alph. Guérin, désespérant de réussir par le procédé Goyrand, pratique une incision directe le 30 décembre 1876.

Réunion de la plaie par trois épingles, et suture entortillée. Pansement ouaté sur tout le membre inférieur et sur le bassin.

La température varie entre 37 et 38 degrés, 3 dixième pendant le 31 décembre 76, le 1er le 2 et le 3 janvier 77.

Le 4. — Douleur vive dans l'articulation.

Pansement enlevé le 8 ; et abcès sous-cutané attribué par M. Alp. Guérin a la présence des épingles. Application d'un nouveau pansement ouaté.

Le 14. — Pansement renouvelé ; pus crémeux en assez grande quantité ; pas de mauvaise odeur ; le pansement est renouvelé trois fois jusqu'au 11 février.

Mouvements de l'article limités ; enfin sortie le 9 mars avec roideur articulaire.

Observation XII (Résumée).

Athrophyte du genou droit consécutif au traumatisme. Procédé Goyrand échoue le 28 avril 1877. Incision directe le 30 mai 1877. Pansement ouaté Guérison complète le 15 juillet 1877.

Chipault d'Orléans communique à la société de chirurgie p. 730, par l'intermédiaire du secrétaire général l'observation suivante :

Gouchault jardinier âgé de 20 ans à Orléans tombe le 10 mars 1877 sur le côté interne du genou droit, la jambe étant en abduction. Au moment de l'accident : douleur violente et impossibilité de se relever. Dans la soirée : gonflement du genou. Cinq jours après Gouchault s'aperçoit d'une boule ; il applique une bande roulée pour faciliter la marche qui n'est possible que dans l'extension de la jambe sur la cuisse.

Le malade consulte M. Chipault cinq semaines après la chûte ; première visite le 18 avril. Le malade est d'une bonne constitution. Genou droit volumineux, hydarthrose abondante, et corps étranger très-mobile dans tous les sens, de la grosseur d'un noyau d'abricot légèrement aplati ; il siège dans le cul-de-sac latéral interne ; pas de douleur à la pression.

Proposition de l'extraction par la méthode sous-cutanée le 28 avril ; insuccès ; le délogement ne peut être obtenu. Il resta sous le tendon rotulier trois semaines. Gouchault pouvait marcher comme avant sans souffrir beaucoup, mais la jambe gauche demi-fléchie. 23 jours après la première opération l'arthrophyte reparaît à son siège favori aussi mobile qu'auparavant.

Opération de nouveau résolue, mais faite par incision directe sur le corps maintenu solidement le 30 mai 1877. Réunion des lèvres de la plaie par un bandeau de baudruche collodionée ; matelas d'ouate et bande compressive.

Suites de l'opération simples, ni fièvre, ni douleur.

Pansement ouaté enlevé le 10 juin, et réappartition d'un nouveau pansement ouaté. Le 16 le pansement est enlevé définitivement ; plaie d'un centimètre de long cautérisée avec le nitrate d'argent : le 25 juin cicatrisation complète ; mouvements et marche faciles ; léger gonflement disparaissant par la compression.

15 juillet. — Plus aucun pansement. Guérison complète. L'opéré a été revu le 10 novenbre 1878 : le gonflement a disparu ; il n'y a pas de douleur ; l'état est satisfaisant.

Le corps mobile est formé d'une portion d'os recouvert de cartilage, à la coupe on observe la couleur blanchâtre du cartilage et rougeâtre du tissu spongieux.

PANSEMENT MIXTE (Lister et Guérin).

OBSERVATION XVIII (Résumée).

(*Gazette hebdomadaire*, 6 novembre 1878). Deux arthrophytes du genou droit de volume différent. Disparition au moment de la première tentative d'extraction, réapparition le 27 et le 29 ; nouvelle tentative par incision directe ; réussite. Précautions antiseptiques pendant l'opération, et pansement ouaté.

Urbain B..., âgé de 31 ans, employé de bureau entre à laPitié, salle Saint-Louis, n° 19, le 7 mai 1878. Arthritique par sa mère et par lui-même, il ressentit en décembre 1877, quelques douleurs vagues dans le genou droit ; douleur parfois tellement vive qu'il est obligé de s'arrêter pendant la marche.

On constate un arthrophyte immobile à la partie supérieure et interne du genou droit ayant un centimètre dans tous les sens ; il existe un second arthrophyte très mobile, plus petit, au côté externe de l'articulation.

Sur la demande du malade, le 12 mai : chlorofornisation ; mais disparition du corps mobile ; interruption de l'anesthésie et ajournement de l'opération. Réapparition le 27 ; le 29 M. Verneuil place le membre dans une gouttière renouvelle la chloroformisation. Incision de la peau et de l'aponévrose ; arrivé sur la synoviale, M. Verneuil rencontre un corps d'un blanc nacré qui est la synoviale indurée; section de cette synoviale et sortie de l'arthrophyte comme un noyau de cerise. Il fallut aussi inciser la synoviale indurée pour extraire le gros arthrophyte.

Les deux corps mobiles ne sont pas pédiculés; ils sont composés de cartilage dur sans trace d'ossification; ils ressemblent dit l'opérateur à un morceau de savon plat.

Précautions antiseptiques avant et pendant l'opération. Pansement ouaté depuis le pied jusqu'au pli de l'aine.

Suites très bénignes; vingt jours après : enlèvement du pansement, la plaie est cicatrisée; le malade se lève quarante-cinq jours après; pas d'épanchement articulaire.

Observation XIX (Résumée).

(*Revue de chirurgie*, 1881, p. 366). Arthrophyte du genou de cause traumatique. Incision directe avec précautions antiseptiques et pansement ouaté. Guérison.

Cette observation est fournie à M. Gaujot par M. Poucet de Cluny, médecin principal à l'hôpital militaire de Saint-Martin.

A. N..., soldat du 80e de ligne, âgé de 22 ans, porte un corps mobile dans le genou depuis un an; la cause, au dire du malade, est traumatique. Le malade, avec son consentement, est opéré le 17 août 1880, par la méthode directe; l'incision est pratiquée en dehors de la rotule. Les précautions antiseptiques sont prises avant et pendant l'opération. Suture des lèvres de la plaie avec un fil de soie phéniqué.

Pansement ouaté; et membre placé dans une gouttière. Guérison complète le 17 septembre 1880; pas de roideur articulaire.

Extraction avec application des moyens ordinaires de réunion immédiate. Gaujot (*Revue de chirurgie* 1881, page 368).

Observation XX (Résumée).

Strejzet (*Wien med. Wocheusch* 1876).

Corps étranger du genou gauche.

Incision directe.

Le pansement de Lister n'est pas employé.

Suture et pansement phéniqué simple.

Guérison en six semaines avec de la roideur articulaire, surtout pour la flexion.

Observation XXI (Résumée).

Bachelet médecin-major à l'hôpital de Coléah (Algérie) (*Receuil de mémoires de méd. et de chir. militaires*, t. XXXIV, 1878, page 583).

Homme âgé de 36 ans, possède dans le genou gauche un corps flottant développé depuis trois ans à la suite d'une contusion.

Opération le 13 avril 1878 par une incision oblique en dehors de la rotule.

Suture simple.

Taffetas et collodion.

Membre dans une gouttière.

Réunion immédiate et guérison le 27 avril 1878 sans accidents consécutifs.

Observation XXII (Résumée).

(*Gaz. méd. de Bordeaux* juin 1876 et *gaz. méd. de Strasbourg*, page 8, année 1877). Puytebat.

Femme âgée de 69 ans, atteinte de douleurs rhumatoïdes surtout dans le genou droit, fait une chute au mois de juin 1875.

Douleur et ecchymose consécutives ; puis hydarthrose traitée par des vésicatoires.

Douleur vive parfois, et marche pénible ; la malade a l'habitude de se frictionner le genou pour calmer la douleur.

Un jour elle découvre une petite tumeur roulante au niveau de la partie externe du genou droit. La petite grosseur disparaît parfois ; douleur surtout vive lorsqu'elle se loge en haut sous le tendon du vaste externe ou en bas sous le tendon rotulien.

Enfin la marche devenant de plus en plus difficile, et après s'être servi de béquilles, elle consulte Puytebat qui conseille l'extraction du corps mobile dont il constate la présence.

Dans les premiers jours d'août 1876, le corps glisse sous les doigts comme un noyau de cerise et la malade doit le ramener au côté externe du genou ; mais on essaye en vain de l'immobiliser au moyen d'une épingle, on doit se contenter de le maintenir avec les doigts.

Incision directe de 3 centimères puis l'artrhophyte est saisi au moyen d'une pince.

Réunion de la plaie au moyen de 3 épingles ; vessie pleine de glace en topique sur la plaie ; le membre se trouve ensuite placé dans une gouttière.

Le septième jour les épingle sont enlevées ; la glace est employée jusqu'au vingt-quatrième jour.

La malade revue en octobre 1876, conserve un peu de roideur et une légère hydarthrose : le tout tendant à disparaître.

CONCLUSIONS

Après avoir averti le malade des dangers que fait encourir toute opération sérieuse et avoir ensuite obtenu son consentement, le chirurgien doit tenter l'extraction des arthrophites intra-articulaires du genou :

1° Lorsque les moyens palliatifs sont insuffisants contre la gravité des troubles fonctionnels ; de ces moyens celui qui, avec la compression au moyen de la genouillère de Gooch, doit avoir la préférence, consiste dans l'emploi de l'anneau à pointes de M. le professeur Richet ; car tout en étant inoffensif, il est suffisant pour amener une inflammation capable de fixer l'arthrophyte en un point, et d'en déterminer consécutivement la résorption éloignée mais possible dans certains cas ; inutile de dire qu'au moment de l'application de cet anneau, l'articulation doit être complètement immobilisée.

2° Lorsqu'un traitement spécifique n'a pas eu raison de ces arthrophytes sur la nature desquels s'élevaient des doutes.

D'après les observations précédemment rapportées, la statistique comparative entre deux modes principaux de traitement que nous pouvons établir est la suivante :

Sur deux cas d'extraction par le procédé Goyrand : Deux insuccès.

Sur un cas d'extraction par le procédé Lister : Un insuccès.

Sur vingt-trois cas par l'arthrotomie directe, nous avons :

7 succès complets avec le Lister pur
8 — — avec le Lister plus ou moins modifié
3 — — avec le pansement ouaté
2 — — avec un pansement mixte
3 — — avec des pansements variés.

On le voit le procédé Goyrand d'Aix a reçu deux coups mortels par l'application du pansement Listérien et du pansement ouaté, employés séparément ou conjointement, au traitement des plaies articulaires.

D'autre part l'extraction à ciel ouvert des arthrophytes offre moins de difficultés opératoires que la méthode souscutanée; et ses résultats sont assurés, si elle est exécutée moyennant des précautions convenables.

Toutefois l'innocuité plus grande qu'autrefois de l'extraction des arthrophytes par l'arthrotomie directe ne doit pas être exclusivement attribuée à l'intervention du pansement de Lister qui ne met pas toujours le malade à l'abri des complications.

INDEX BIBLIOGRAPHIQUE

Follin et Duplay. — Traité de path. ext. t. II 1861.
Pierrie. — Principes and pratice of surgery 3e éd. p. 343.
G. Bernard. — Thèse Paris 1877. Des corps mobiles.
Virchow. — Pathologie des tumeurs p. 452.
Larrey. — Nouveau bull. de la société philomatique 1810 t. II. p. 182.
Kolliker. — Path. transaction t. II. p. 110.
Breschet. — Dict. article corps et articulaire.
Toussaint. — Thèse de Paris 1881 p. 29. (Des arthrophytes et de leurs rapports avec les diathèses.
Monro. — Med. essays aud observ. 1726 t. IV p. 244.
Velpeau. — Clinique chirurg. t. II. p. 87 .Art. corps étrangers.
Mignot. — Thèse de Paris 1872 p. 23. (Des corps mobiles des art.)
Panas. — Nouveau dict. de méd. et de chir. prat. (Articulation).
Desault. — Journal t. II p. 335 et 336.
Champigny. — Thèse de Paris an 11 pages 13 et 15.
Datiguenave. — Thèse de Paris 1875 p. 20. (Corps mob. art.)
Toussaint. — Thèse de Paris 1881 p. 44 (voir plus haut).
G. Bernard. — Thèse de Paris 1877 p. 31 (voir plus haut).
Syme. — Britisch méd. Journal 1862 p. 191 t. I.
Dufresse. Chaissaigne. — Gaz. hôp. 1840.
Hey. — Pract. observ. p. 349.
Gosselin. — Compendium de chir. t. II p. 482.
Richet. — Clinique orale de chir. du 27 fév. recueillie par M. le Dr Bazy France médicale 1881 p. 49, 63 et 64.
Richet. — Anatomie médico-chirurgicale.

Richet. — Gaz. hôp. 1881, Séance à l'Académie de médecine.
Gooch. — N° 37224 t. 1. p. 314 et 322.
A. Paré. — Edit. Malgaigne p. 32 t. III, 1841.
Pechlin. — Hambrugi édit. 1691. Obs. XXXVIII p. 306 livre II.
Goyrand. — Annales de chir. franc. et étrang. 1841 p. 65 67 t. I.
Larrey. — Gaz. hôp. 1861. p. 267.
Lister. — On a neuv méthod. of treacting compound fract. obcess. (Lancet. Mars 1867, T. I, et juillet 1867, T. II).
Nicaise. — Société de chirurgie(séance du 5 octobre 1881).
Lucas Championnière. — Revue de chirurgie p. 942. 5 octobre 1881.
Heurteaux de Nantes. — Société de chirurgie 1880.
Beel. — The lancet août 1875.
Annandale. — The lancet 1879 et 1878.
Barwell. — Britisch. méd. Journal 1879 et 1876.
Santerson. — Schmidts jahbrucher t. 183, 1876.
Gallerand. — Corps mobiles art. In archives de médecine navale, 1874.
Houzel. — Gaz. méd. société de chir. 28 juillet 1880.
Maunoury. — Chirurgie antisept. à Edimbourg, Progrès méd. oct. 1876.
Morel Lavallée. — Thèse d'agrégation Paris 1853 (sur les corps et articul.)
Chassaignac. — Gaz. hôp, 1861 p. 303.
Squire. — Gaz. hôp. 1861 p. 211.
Alp. Guérin. — Bull. acad. méd. 1871 vol. XXXVI.
Nolle. — Plaies des articulations. Thêse Paris, 1873.
Velpeau. — Cliniques t. II. p. 87.
Paquet de Lille. — Gaz. hebdom. de méd. et de chir. 13 novembre 1878.
Gillette. — Gaz. méd. 6 novembre 1878.
Chipault d'Orléans. — Société de chirurgie 1877, p. 730.
Verneuil. — Gaz. hebdom., 6 novembre 1878.
Poncet de Cluny. — Revue de chirurgie 1881 p. 366.

Monod. — Revue de chirurgie 1881, p. 943, 5 octobre.
Gaujot. — Revue de chirurgie 1881, p. 479.
Paulet. — Lyon médical 1881.
Strejzet. — Wien méd. Wochensch. 1886.
Bachelet. — Recueil des mémoires de méd. et de chir. milit. t. XXXIV p. 583, 1878.
Puytebat. — Gaz. méd. de Bordeaux; juin 1876; et Gaz. méd. de Strasbourg 1877, p. 8.
Courtot. — Thèse Paris, 1879 (Des rapports du traumatisme avec les corps mobiles articulaires).

Imprimerie A. Derenne, Mayenne. — Paris, boulevard Saint-Michel, 52

www.ingramcontent.com/pod-product-compliance
Ingram Content Group UK Ltd.
Pitfield, Milton Keynes, MK11 3LW, UK
UKHW020318220726
13923UKWH00003B/1228